Tran Thi Phuong
Masamine Jimba

Sintomas depressivos

AF525400

Tran Thi Phuong
Masamine Jimba

Sintomas depressivos

Relação com o apoio social entre veteranos idosos

ScienciaScripts

Imprint
Any brand names and product names mentioned in this book are subject to trademark, brand or patent protection and are trademarks or registered trademarks of their respective holders. The use of brand names, product names, common names, trade names, product descriptions etc. even without a particular marking in this work is in no way to be construed to mean that such names may be regarded as unrestricted in respect of trademark and brand protection legislation and could thus be used by anyone.

Cover image: www.ingimage.com

This book is a translation from the original published under ISBN 978-3-659-86186-4.

Publisher:
Sciencia Scripts
is a trademark of
Dodo Books Indian Ocean Ltd. and OmniScriptum S.R.L publishing group

120 High Road, East Finchley, London, N2 9ED, United Kingdom
Str. Armeneasca 28/1, office 1, Chisinau MD-2012, Republic of Moldova, Europe
Printed at: see last page
ISBN: 978-620-8-34986-8

Copyright © Tran Thi Phuong, Masamine Jimba
Copyright © 2024 Dodo Books Indian Ocean Ltd. and OmniScriptum S.R.L publishing group

ÍNDICE

ABREVIATURAS

SD	Standard Deviation
NTP	National Target Program
MSPSS	Multidimensional Scale of Perceived Social Support
ADL	Activities of Daily Living
TMIG-IC	Tokyo Metropolitan Institute of Gerontology Index of Competence
CES-D	Center for Epidemiological Studies Depression Scale
SPSS	Statistical Package for the Social Sciences
USD	United State Dollar
VND	Vietnamese Dong
TV	Television
B	Beta
SE	Standard Error

CAPÍTULO 1. INTRODUÇÃO

1. 1. Veteranos idosos e depressão em todo o mundo

Os sobreviventes de combates do pós-guerra continuam a sofrer de problemas de saúde. Esta situação foi observada entre os militares da Segunda Guerra Mundial (Hunt & Robbins, 2001), da Guerra do Vietname (Eisen et al., 1991), do conflito do Médio Oriente (Solomon Z, 1988) e da Guerra do Golfo Pérsico (Ismail et al., 2002). De acordo com estudos realizados entre os veteranos da Segunda Guerra Mundial (Hunt & Robbins, 2001), da Guerra do Golfo Pérsico (Ikin et al., 2005) e da Guerra da Coreia (Ikin et al., 2007), os problemas crónicos de saúde mental são predominantes entre eles. Os veteranos da Segunda Guerra Mundial continuam a sofrer de perturbações psicológicas relacionadas com a guerra, mesmo passados cinquenta anos (Hunt & Robbins, 2001). Os veteranos mais velhos da Guerra da Coreia estão cinco vezes mais deprimidos do que o grupo dos não veteranos (Ikin et al., 2007). Sabe-se também que os sintomas depressivos entre os veteranos do pós-guerra aumentam com o tempo (Byles et al., 1996).

Quando os veteranos regressam da guerra, espera-se que se reajustem ao seu trabalho, casamento e família. As memórias e emoções associadas aos acontecimentos de combate podem reemergir mais tarde na vida e conduzir a sintomas depressivos (Elder &Clip, 1989). Podem também sofrer de perda de saúde, incapacidades físicas e reforma do emprego (Elder &Clip, 1989). Os mecanismos de sobrevivência em que os veteranos idosos têm estado a confiar podem estar enfraquecidos, expondo-os assim a um maior risco de depressão (Julie et al., 2000). Por conseguinte, todos estes factores podem fazer com que estes veteranos corram um risco mais elevado de sintomas depressivos do que os não veteranos.

1.2. Veteranos da Guerra do Vietname nos Estados Unidos

Os Estados Unidos iniciaram oficialmente o seu envolvimento direto na guerra do Vietname em 5 de agosto de 1964. Em 7 de maio de 1975, o Presidente Gerald R. Ford proclamou o fim da "era do Vietname". Embora a guerra tenha terminado, os soldados de todos os países envolvidos na guerra continuaram a debater-se com problemas psicológicos pós-guerra resultantes das experiências de guerra e da readaptação à vida civil. Os veteranos da guerra foram considerados como tendo problemas especiais de adaptação à sociedade pós-guerra (Thanh et al., 1996).

A própria guerra do Vietname foi considerada única em vários aspectos. Em primeiro lugar, durou mais tempo do que outras guerras anteriores que envolveram tropas americanas. Em segundo lugar, os militares americanos não foram destacados para a zona de combate em unidades intactas, mas sim numa base individual rotativa, com um prazo explícito de 13 meses para os Marines e de 12 meses para todos os outros serviços. Em terceiro lugar, não havia linhas de batalha claramente discerníveis; em vez disso, predominavam as tácticas de guerrilha; e o perigo era sentido como estando em todo o lado. Em quarto lugar, o objetivo total do envolvimento americano no Sudeste Asiático nunca foi esclarecido, nem para o pessoal que lutou na guerra nem para o público americano. Por último, a Guerra do Vietname tornou-se altamente impopular e os veteranos que regressaram encontraram muito pouco apoio e, em muitos casos, desprezo (King & King, 1991).

A falta de apoio social aos veteranos americanos contribuiu provavelmente para o desenvolvimento dos seus problemas psicológicos (Thanh, 2006). A guerra entre o Vietname e a América foi politicamente impopular e muitos veteranos americanos foram ostracizados quando regressaram a casa (Thanh, 2006). Esta situação contrastava com as experiências dos veteranos que regressavam a casa após guerras anteriores, como a Segunda Guerra Mundial, e que eram recebidos como heróis. A sociedade tinha submetido os soldados americanos a uma vitimização catastrófica em combate e, quando regressaram, a sociedade evitou as vítimas, culpando-as pelo que tinham feito no Vietname (Shatan, 1997). Muitos veteranos de combate relataram sistemas de apoio social empobrecidos. Tinham poucos ou nenhuns amigos, não participavam em grupos ou actividades sociais e viviam frequentemente em zonas de baixa densidade populacional (Jelinek & Williams., 1984). As deslocações geográficas frequentes e as mudanças de emprego provocaram um maior isolamento. O desemprego também exacerbou o isolamento entre os veteranos de combate (Jelinek & Williams., 1984).

Muitos veteranos americanos e australianos relataram ter-se envolvido no consumo abusivo de álcool e de drogas enquanto estiveram no Vietname, aparentemente sem desaprovação óbvia por parte dos superiores militares, como forma de lidar com o stress desordenado da guerra (Keane et al., 1988; Boudewyns., 1991). Muitos estudos mostram a elevada prevalência de abuso/abuso de álcool e de drogas entre os veteranos, podendo estes problemas ter persistido durante anos após a guerra (Lacoursiere et al., 1980; Boman, 1986; Center for Disease Control Vietnam Experience Study, 1988; Keane et al., 1988; Fischer, 1991; McFall et al., 1992).

Além disso, após a guerra, a grande maioria dos veteranos de combate americanos estava deprimida (Jelinek & Williams., 1984). Os sintomas depressivos clássicos, como o atraso psicomotor, as dificuldades em iniciar e manter o sono, o sentimento de inutilidade e as dificuldades de concentração e de memória estavam frequentemente presentes (Jelinek & Williams., 1984). Muitos veteranos tinham um sentimento generalizado de impotência em relação às suas experiências no Vietname e às perspectivas para o futuro (Jelinek & Williams., 1984). Muitos desses veteranos também sofreram consequências a longo prazo em termos de saúde mental; na maioria dos casos, esses problemas não foram identificados durante as operações de combate, mas surgiram muitos anos mais tarde (Brooks et al., 2008).

1.3. Veteranos vietnamitas idosos e depressão no Vietname

A situação dos veteranos vietnamitas é diferente. Os vietnamitas tinham razões justificadas para se envolverem na guerra. Acreditavam que tinham lutado pelas suas vidas, pelas suas famílias, parentes e pelo país. Foram os fundadores da guerra de guerrilha; por conseguinte, sabiam ativamente o que estavam a fazer, como deveria ser feito, ou onde e quando o faziam (Thanh et al., 2006). Sabiam quem eram os seus camaradas ou adversários. Não tinham os sentimentos de passividade ou de incerteza que caracterizavam muitos soldados americanos. As tácticas de ataque e fuga, a fluidez e a mobilidade dos soldados vietnamitas deixavam geralmente os soldados americanos confusos na sua localização, o que, por sua vez, os ajudava a minimizar as baixas. Além disso, os soldados vietnamitas obtiveram um forte apoio da população vietnamita. Consequentemente, sentiam-se mais seguros do que os soldados americanos (Thanh et al., 2006).

Após a guerra, os veteranos vietnamitas foram reconhecidos pelo seu governo, país e cidadãos como tendo contribuído para a vitória. Muitos deles foram mesmo reconhecidos como heróis do país (Thanh et al., 2006). Foram encorajados e ajudados a continuar e a seguir a sua educação e carreira. Foram-lhes dados empregos e outros privilégios. Foram-lhes dadas mais oportunidades do que a outras pessoas na sociedade (Thanh et al., 2006).

No entanto, o nível de baixas sofridas pelos veteranos vietnamitas foi superior ao dos veteranos de qualquer outra nação envolvidos na Guerra do Vietname. Após a Guerra do Vietname, cerca de 300 000 veteranos americanos ficaram feridos (Harry et al., 1985), ao passo que os veteranos vietnamitas sofreram cerca de 1 700 000 feridos (Thach et al., 2008). Além disso, como se tratava de uma guerra de guerrilha, a violência não conhecia fronteiras. Havia poucas zonas seguras e muitos civis foram mortos ou feridos (Brinson et al., 2005). Esses civis incluíam os pais, irmãos, cônjuges ou familiares dos veteranos. Estas feridas e perdas podem também estar relacionadas com os sintomas depressivos dos veteranos militares vietnamitas. Foram realizados muitos estudos sobre sintomas depressivos entre os veteranos americanos da Guerra do Vietname (Julie et al., 2000; Hofmann et al., 2003; Boyle et al., 2007), mas poucos estudos foram realizados sobre sintomas depressivos entre veteranos vietnamitas.

1.4. Factores associados a sintomas depressivos entre veteranos idosos

Os factores de risco dos sintomas depressivos nos idosos da comunidade foram investigados em estudos anteriores (Cole & Dendukuri, 2003). Os principais factores de risco encontrados na revisão sistemática e na meta-análise incluíam o luto, as perturbações do sono, a incapacidade e a depressão anterior (Cole & Dendukuri, 2003). Outros factores de risco de sintomas depressivos podem incluir o apoio social, o estatuto socioeconómico e a doença crónica (Murata et al., 2008). Os veteranos idosos são conhecidos por serem vulneráveis a problemas psicológicos, pelo que podem necessitar de mais apoio social do que os outros.

Os veteranos idosos que usaram mais álcool e drogas como técnica de sobrevivência durante e após a guerra teriam mais sintomas depressivos. O abuso de substâncias tem sido relatado como prevalente entre os veteranos americanos após a guerra (Lacoursiere et al., 1980; Boman, 1986; Center for Disease Control Vietnam Experience Study, 1988; Keane et al., 1988; Fischer, 1991; McFall et al., 1992). Este facto pode dever-se ao ambiente de regresso a casa no pós-guerra, com falta de apoio social. Em muitos casos, os veteranos americanos foram alvo de desprezo e de culpa pelo que tinham feito no Vietname. Em contrapartida, após a guerra, os veteranos vietnamitas foram reconhecidos pelo seu país como tendo contribuído para a vitória. Foram-lhes dados empregos, casas e outros privilégios. Esses privilégios podem ter feito com que os veteranos vietnamitas sentissem que tinham sido compensados e recompensados pelo seu sacrifício e contribuição (Thanh et al., 2006). O orgulho e a identificação com a sua liderança tornaram a experiência dos veteranos vietnamitas muito diferente da dos veteranos americanos. Consequentemente, a toxicodependência não era predominante entre os veteranos do Vietname. Por conseguinte, o presente estudo centrou-se nos factores de risco dos sintomas depressivos entre os veteranos idosos, sem incluir o consumo de substâncias; em particular, foi destacado o apoio social.

1.5. Apoio social aos veteranos militares idosos

As vítimas de acontecimentos traumáticos lidam com as dificuldades psicológicas que experimentam de várias formas. Duas das principais formas de lidar com as dificuldades são o processamento das recordações dos acontecimentos e o evitamento (Hunt, 1997; Hunt & Robbins, 1998). Outra forma importante de lidar com a situação, que está ligada tanto ao processamento como ao evitamento, é o apoio social (Turner & Marino, 1994; Barrett & Mizes, 1988).

Existem muitos aspectos para avaliar o apoio social, como a dimensão da rede, a frequência dos contactos, a densidade, a intimidade e a reciprocidade. No entanto, a rede social pode não ser necessariamente equivalente ao apoio social (Berkman, 1983). A avaliação de vários níveis de apoio, como o emocional, o tangível e o orientador (Oxman & Berkman, 1990), através de muitos domínios, pode ser desnecessariamente complicada e pode ainda dar origem a uma avaliação incompleta da experiência de apoio (Ficker et al., 2002). Uma medida subjectiva de apoio social percebido tem um mecanismo integrado para captar a presença de interação social negativa, trocas sociais desiguais e insatisfação com apoio ausente ou inadequado (Krause, Liang, & Yatomi, 1989). Além disso, estudos anteriores indicaram que o que os indivíduos esperam dos amigos, da família e dos confidentes em termos de apoio não é uniforme, mas varia (Sinclair et al., 1988). Tendo em conta estas razões, este estudo centrou-se na perceção subjectiva do veterano de ser apoiado e não numa análise objetiva de incidências reais de comportamento de apoio.

O apoio social refere-se geralmente à ajuda dada pela família e pelos amigos (Novak, 1997). No entanto, os veteranos idosos podem também necessitar do apoio de uma pessoa significativa, que pode incluir um enfermeiro, um médico ou um conselheiro; trata-se de qualquer pessoa, para além da família ou dos amigos, em quem podem confiar para lidar com as dificuldades resultantes das caraterísticas únicas dos seus problemas de saúde.

O apoio social tem sido demonstrado como um importante fator de proteção dos sintomas depressivos entre os idosos da população em geral (Phifer et al., 1986, Roberts et al., 2000). No grupo dos veteranos idosos, o apoio social desempenhou um papel importante na adaptação pós-guerra (Flannery RB Jr, 1990; Solomon et al., 1989; Kadushin, 1981; Horowittz et al., 1994). O apoio social foi um fator de previsão da sintomatologia depressiva numa fase posterior da vida entre os veteranos da Segunda Guerra Mundial e da Guerra da Coreia (Engdahl et al., 1991). O apoio da família teve o papel de os ajudar a adaptarem-se à vida civil e, por vezes, a lidar com os efeitos a longo prazo dos ferimentos (Hunt et al., 2001). O apoio dos amigos, especialmente dos amigos do serviço de guerra, foi um recurso valioso para discutir as experiências de guerra entre os veteranos da Segunda Guerra Mundial (Hunt et al., 2001).

1.6. Factores culturais e apoio social no Vietname

Os factores culturais podem afetar a natureza e a quantidade de apoio social prestado aos adultos mais velhos (Krause et al., 1993). Nos países ocidentais, a industrialização provocou a urbanização e o aumento da proporção de famílias nucleares. Por conseguinte, o efeito do apoio dos amigos no sofrimento psicológico dos idosos é mais forte do que o efeito do apoio dos filhos adultos e de outros familiares.

Em contrapartida, nos países asiáticos, o apoio familiar desempenha um papel central no apoio social entre os idosos (Chou et al., 2001). A maioria dos idosos, incluindo os veteranos, vive com os seus filhos em agregados familiares alargados ou com os seus filhos solteiros. Nos ensinamentos confucionistas, a piedade filial tem sido o conceito dominante que regula a relação entre os filhos e os pais (Chow et al., 2001; Yang et al., 1997).

Tradicionalmente, no Vietname, a piedade filial refere-se a uma série de prescrições comportamentais. Inclui mostrar respeito, ser obediente, honrar ou promover o prestígio público do progenitor e dos antepassados, produzir um herdeiro do sexo masculino e dar continuidade à linhagem familiar, viver com o progenitor, cuidar do progenitor, quer esteja saudável ou doente, e evitar ferir-se a si próprio porque o corpo pertence ao progenitor (Chow et al., 2001; Hsu et al., 2001; Yang, 1997). Juntamente com muitas outras virtudes e valores confucionistas, estas relações moldam as expectativas dos pais e os deveres (normas) filiais dos filhos. As pessoas são educadas com uma forte mensagem no sentido de retribuírem o esforço e o amor dos seus pais ao darem-lhes à luz e ao educarem-nos. Esta cultura torna o apoio familiar crucial entre os diferentes tipos de apoio social.

Atualmente, na sociedade vietnamita, a piedade filial manifesta-se através da co-residência, de estruturas familiares fortes, de contactos estreitos e da proximidade com a família alargada, bem como do apoio financeiro da família e da prestação de cuidados aos pais, apesar da ocidentalização e das rápidas mudanças económicas, tal como constatado em estudos anteriores (Giang et al., 2007; Friedman et al., 2002). Este facto é consistente com outros estudos sobre cuidados a idosos em Taiwan (Wang et al., 2010). A ocidentalização tem lugar no desenvolvimento social e económico, mas o confucionismo continua a ter uma forte influência no Vietname.

1.7. Apoio ao cônjuge dos veteranos vietnamitas

Entre os diferentes tipos de apoio familiar, o apoio do cônjuge pode ajudar os veteranos vietnamitas a manterem-se mentalmente estáveis (Taqui et al., 2007). Sabe-se que o estado civil surge como um dos mais importantes factores de previsão da saúde mental (Gove et al., 1983; Stanley et al., 1983; Inaba et al., 2005). Isto pode ser explicado pelo facto de o apoio tardio do cônjuge ser importante para a sua saúde psicológica. A morte do cônjuge torna-o vulnerável ao sofrimento psíquico. Verificou-se que a viuvez está fortemente associada à depressão nalguns casos (Taqui et al., 2007). Além disso, as pessoas que permanecem solteiras carecem de apoio filial e conjugal. Nestas circunstâncias, os acontecimentos da vida podem tornar-se muito mais insuportáveis, especialmente numa idade avançada (Taqui et al., 2007). No entanto, um estudo realizado na população geral em Itália mostrou que não há diferença no apoio familiar entre pessoas casadas e não casadas (Prezza et al., 2002).

Quanto ao estado civil, um estudo realizado no Vietname revelou que mais de 95% dos idosos eram casados ou viúvos (Truong et al., 1997). As condições de vida dos idosos e dos seus agregados familiares indicavam que as relações familiares se mantinham fortes no Vietname, apesar das mudanças substanciais nas condições sociais e económicas (Friedman et al., 2002). Se pudéssemos extrapolar para os veteranos idosos no Vietname, esperávamos que os cônjuges fossem os membros da família mais envolvidos, que o casamento criasse um ambiente natural para o apoio social da família e de outras relações.

1.8. Objectivos do estudo e hipóteses.

Os objectivos do estudo são os seguintes. O primeiro era identificar a associação entre três fontes de apoio social e sintomas depressivos entre os veteranos vietnamitas. Para tal, colocámos a hipótese de que os veteranos que têm mais apoio social apresentam menos sintomas depressivos e que esta associação pode variar entre as fontes de apoio social. O segundo objetivo foi identificar a associação entre o apoio social e os sintomas depressivos em relação ao estado civil. A nossa hipótese era que os veteranos não casados tinham níveis mais baixos de apoio social total (particularmente apoio familiar) e níveis mais elevados de sintomas depressivos do que os veteranos casados. Também colocámos a hipótese de que a associação do apoio social não familiar, como o apoio de amigos, seria maior entre os veteranos não casados do que entre os veteranos casados. A informação pode ser útil para identificar um grupo de alto risco para uma saúde mental deficiente e estabelecer uma forma de intervenção para o grupo de alto risco nos veteranos vietnamitas.

CAPÍTULO 2. MÉTODOS

2.1. Conceção do estudo e área de estudo

Este foi um estudo transversal realizado na província de Thaibinh, situada na parte norte do Vietname. Thaibinh fica a cerca de 110 km da capital, Hanói. A população total da província de Thaibinh era de cerca de 1 800 000 habitantes em 2009.

2.2. Participantes do estudo

Incluímos os veteranos militares vietnamitas do sexo masculino com 65 anos ou mais que participaram na Guerra do Vietname. No Vietname, os idosos são definidos como pessoas com 60 anos ou mais. No entanto, verificaram-se alterações demográficas no Vietname, tendo a esperança de vida à nascença aumentado de 68 anos em 1995 para 73 em 2009 (Divisão da População das Nações Unidas, 2009), e a melhoria das condições de saúde dos idosos tem vindo a progredir. Muitos idosos permanecem activos e continuam a trabalhar. A taxa de atividade no grupo dos idosos era superior a 40% (Cuong et al., 1999). As condições de vida, as estruturas das casas, as fontes de água potável, a iluminação e as condições de higiene foram melhoradas ao longo do tempo. As taxas de pobreza também diminuíram significativamente (Serviço Geral de Estatística do Vietname, 2006; Giang & Plau., 2007). Contudo, o envelhecimento da população teve as suas implicações económicas, especialmente em termos de mão de obra. Como estratégia para fazer face às implicações económicas do envelhecimento da população, a idade da reforma foi aumentada, bem como a criação de empregos a tempo parcial para os idosos, de modo a deixar os trabalhos a tempo inteiro para os jovens (Cristensen et al., 2009). As autoridades vietnamitas têm vindo a considerar a possibilidade de alterar a definição de "idoso" de 60 para 65 anos no Vietname. É mais provável que os veteranos mais velhos tenham estado expostos à guerra e que a sua participação na guerra tenha sido mais longa e intensa. Isto deveu-se ao facto de, durante a guerra, o governo vietnamita ter adotado a política de "toda a nação participar na guerra". Devido às razões acima referidas, este estudo envolveu veteranos com 65 anos ou mais.

De acordo com a política das forças armadas vietnamitas de recrutamento de soldados para participarem na guerra, nessa altura, os homens saudáveis com 18 anos ou mais deviam alistar-se no exército. Por conseguinte, apenas um pequeno número de mulheres foi recrutado para efetuar tarefas ligeiras nos bastidores do campo de batalha, como servir refeições ou transmitir informações. As mulheres veteranas constituíam apenas menos de 10% do total de veteranos e foram excluídas do estudo devido ao seu reduzido número.

A província de Thaibinh foi selecionada porque é uma das províncias/cidades mais densamente povoadas do país e a proporção de idosos é a mais elevada em comparação com outras províncias/cidades, de acordo com os dados do Recenseamento da População e da Habitação (Instituto Geral de Estatística do Vietname, 2009).

2.3. Processo de amostragem

Utilizando o Epi Info versão 3.5.1 (CDC, Atlanta, GA, UAS), assumimos que o rácio de exposição a um apoio social baixo e a um apoio social elevado era de 5 para 5 e, em seguida, estimámos que a prevalência de sintomas depressivos entre os veteranos expostos a um apoio social baixo era de 30%, porque um estudo anterior realizado entre a população vietnamita idosa na comunidade indicou que a prevalência de sintomas depressivos era de 17% e este valor seria cerca do dobro no grupo de veteranos militares idosos (Ikin et al., 2007). Por conseguinte, com um intervalo de confiança (IC) de 95%, um poder de 90% e um rácio de probabilidade de 2,0, a dimensão mínima estimada da amostra era de 400. No entanto, duplicámos a dimensão da amostra para 800 para compensar potenciais problemas de não resposta ou de relatórios de inquérito incompletos.

Utilizámos um método de amostragem aleatória para selecionar as comunas e, em seguida, recrutámos todos os veteranos militares idosos dessas comunas selecionadas, do sexo masculino, com idade igual ou superior a 65 anos. No total, existem 287 municípios na área-alvo. De acordo com a estimativa efectuada no início do estudo, cada comuna deveria ter uma média de 153 veteranos militares do sexo masculino com 65 anos ou mais. Por conseguinte, para obter os participantes necessários, era preciso recrutar um mínimo de 3 municípios. No entanto, para aumentar o tamanho da amostra e proteger contra incertezas nas estimativas do tamanho da amostra, selecionámos aleatoriamente 6 comunas do total de 287 comunas. Em cada comuna selecionada, recrutámos todos os veteranos militares do sexo masculino com 65 anos ou mais. As 6 comunas selecionadas foram Namthinh, Phuongcong, Namcao, Quanghung, Vuninh e Dongco. Com base na lista dos veteranos militares destas comunas, o número total de veteranos do sexo masculino com 65 anos ou mais em Namthinh era de 137, em Phuongcong era de 145, em Namcao era de 142, em Quanghung era de 131, em Vuninh era de 157 e em Dongco era de 141. No total, havia 853 veteranos militares do sexo masculino com 65 anos ou mais nestas 6 comunas.

2.4. Medidas do estudo

2.4.1 Caraterísticas sócio-demográficas:

As caraterísticas sociodemográficas medidas incluíram a idade, o estado civil, o nível de escolaridade, a profissão, o rendimento, o historial de doenças físicas e de medicação e o historial de ferimentos durante a guerra. Escolhemos estas variáveis com base em estudos anteriores que encontraram associações com a depressão (Koizumi et al., 2005; You et al., 2006). A história de perda de um familiar ou amigo durante a guerra também foi acrescentada como uma variável independente porque supúnhamos que estava associada a sintomas depressivos. O estado civil foi classificado em quatro níveis: solteiro, casado, separado/divorciado e viúvo. Mais tarde, classificámo-lo em dois níveis: casado e não casado. Os não casados incluíam os solteiros, os separados/divorciados e os viúvos. A idade foi codificada como uma variável dicotómica com base na distribuição da idade. De todos os participantes, 47,1% tinham idade igual ou inferior a 70 anos e outros 52,9% tinham idade superior a 70 anos. A escolaridade foi codificada como uma variável de categorias ("ensino primário", "ensino secundário", "ensino médio" e "licenciatura ou superior"). A situação profissional atual, a situação de doença crónica, o ferimento na história da guerra e a perda de um familiar/amigo foram codificadas como variáveis dicotómicas ("sim" = 1 e "não" = 0). Os rendimentos foram codificados como variáveis categóricas ("menos de um milhão de dongs vietnamitas", "um milhão a menos de dois milhões de dongs vietnamitas", "dois milhões a menos de três milhões de dongs vietnamitas", "três milhões de dongs vietnamitas e mais").

A história de doença física foi obtida perguntando aos inquiridos se tinham algum tipo de doença crónica, incluindo as seguintes: hipertensão, doença cardíaca, diabetes, gota, doença hepática, úlcera, doença respiratória, cancro, dificuldade em ouvir, catarata, glaucoma, artrite, incontinência urinária, incontinência intestinal e aumento da próstata. Estes itens foram escolhidos com base em estudos anteriores, que mostraram que são factores relacionados com o estado de depressão entre os idosos, ou porque os considerámos como factores relacionados importantes nos achados clínicos habituais (Koizumi et al., 2005; Cole et al, 2003).

A história prévia de depressão entre os idosos era conhecida por ser baixa (Britton PC et al., 2010). Tal pode ser o resultado da associação entre depressão e mortalidade, que reduziu o número de homens idosos que estavam deprimidos no passado. Entre os veteranos idosos, a prevalência dos que estiveram deprimidos no passado pode ser ainda mais baixa. Isto deve-se ao facto de o seu possível historial de ferimentos na guerra também ter reduzido a sua saúde física. Por conseguinte, os restantes veteranos idosos podem estar bastante livres de antecedentes de depressão. Por este motivo, não incluímos no estudo a informação sobre a história anterior de depressão.

2.4.2. Apoio social:

Utilizámos a Escala Multidimensional de Apoio Social Percebido (MSPSS) (Zimet et al., 1988) para medir a fonte de apoio social entre os veteranos militares. A MSPSS permite avaliar três fontes de apoio: a família, os amigos e a outra pessoa significativa. As caraterísticas únicas desta escala são as seguintes. Em primeiro lugar, é curta (12 itens no total) e é ideal para populações que, por uma razão ou outra, não podem tolerar um questionário longo. Em segundo lugar, os itens da MSPSS são fáceis de compreender (requerem apenas o nível de leitura do quarto ano), pelo que são adequados para populações com um nível de literacia limitado. Em terceiro lugar, esta escala mede o apoio de três fontes e, em particular, a subescala "outro significativo" é única entre as medidas da comunidade (Canty-Mitchell & Zimet, 2000; Zimet et al., 1988).

Os autores da escala defendem que a subescala "outra pessoa significativa" constitui um forte complemento das subescalas "família" e "amigos", uma vez que permite aceder a uma fonte de apoio diferente para os participantes. Vários estudos que utilizaram a escala replicaram a estrutura de três factores em várias populações (Eker et al., 2000). Neste estudo, para diferenciar o outro significativo do familiar ou amigo, considerou-se que o outro significativo incluía qualquer pessoa de relevância pessoal para o indivíduo, exceto o familiar ou amigo. Os outros significativos, por exemplo, podem ser um médico, um enfermeiro ou um conselheiro.

O MSPSS é composto por 12 itens com perguntas sobre as fontes e os níveis de apoio social fornecidos pela família, amigos ou outras pessoas significativas. A escala é um questionário do tipo Likert de 7 pontos, com respostas que variam entre "discordo totalmente" e "concordo totalmente". Pontuações mais elevadas nesta escala representam níveis mais elevados de apoio social percebido. Um estudo publicado anteriormente já traduziu esta escala para vietnamita e testou a sua consistência interna com um alfa de Cronbach de 0,88 e esta escala foi utilizada na população vietnamita no Vietname (Shin & Nhan, 2009). Neste estudo, o valor do alfa de Cronbach desta escala na amostra de veteranos militares foi de 0,87. Como não havia um ponto de corte claro para a versão vietnamita da MSPSS, recodificámos as pontuações totais de apoio social como uma variável dicotómica com base nas pontuações médias do apoio social total. A classificação das pontuações foi de 0 a 24; 50% dos inquiridos que obtiveram pontuações de 0 a 13 na MSPSS foram recodificados no grupo de "baixo apoio", e outros 50% que obtiveram pontuações de 14 a 24 foram então recodificados no grupo de "alto apoio". O apoio familiar, o apoio de amigos e o apoio de outras pessoas significativas também foram codificados como variáveis dicotómicas com base nas suas pontuações médias. A classificação da pontuação de cada fonte de apoio era de 0 a 8. Assim, a pontuação da família de 0 a 5 foi considerada "baixa" e de 6 a 8 "alta". Da mesma forma, o apoio de amigos de 0 a 3 e o apoio de outras pessoas significativas de 0 a 4 foram codificados como "baixos", enquanto 4 a 8 de apoio de amigos e 5 a 8 de apoio de outras pessoas significativas foram codificados como "altos".

2.4.3. Deficiência

Para a avaliação das actividades básicas da vida diária (AVD), cada participante classificou a sua independência em sete itens (andar, subir e descer escadas, alimentar-se, vestir-se, ir à casa de banho, tomar banho e asseio). Cada item básico das AVD foi avaliado em quatro níveis: 3, completamente independente; 2, precisa de alguma ajuda; 1, precisa de muita ajuda; 0, completamente dependente. As sete pontuações das AVD básicas foram somadas para obter uma pontuação total (0-21). Para níveis mais elevados de actividades diárias, utilizámos o Índice de Competência do Instituto Metropolitano de Gerontologia de Tóquio (TMIG-IC) (Koyano et al., 1991). Trata-se de um índice de 13 itens que inclui três subníveis de competência: (1) Auto-manutenção instrumental (cinco itens [capacidade de utilizar transportes públicos, comprar bens de primeira necessidade, preparar uma refeição, pagar contas e tratar de assuntos bancários] classificados numa base de sim/não); (2) Actividades intelectuais (quatro itens [capacidade de preencher formulários, ler jornais, ler livros ou revistas e interesse por programas de televisão ou artigos noticiosos sobre assuntos relacionados com a saúde] classificados numa base de sim/não); e (3) papel social (4 itens [capacidade de visitar os seus próprios amigos, dar conselhos a familiares e amigos que lhe fazem confidências, visitar alguém no hospital e iniciar uma conversa com pessoas mais jovens], avaliados numa base de sim/não). Estas duas escalas, a ADL e a TMIG-IC, foram traduzidas do inglês para o vietnamita e utilizadas num estudo anterior publicado sobre uma população idosa vietnamita (Wada et al., 2005). Neste estudo, o valor alfa de Cronbach da escala ADL foi de 0,95 e o valor alfa de Cronbach do TMIG-IC foi de 0,83. As pontuações das actividades da vida diária (ADL) foram recodificadas em três níveis de "baixa capacidade", "capacidade média" e "alta capacidade", com base na distribuição das pontuações relativas à capacidade de realizar actividades diárias. A classificação das pontuações nas AVD foi de 0 a 21; 25% dos participantes com pontuações de 0 a 15 estavam no grupo de "baixa capacidade", 39% dos participantes com pontuações de 16 a 20 foram recodificados como grupo de "capacidade média" e os participantes com 21 pontuações, representando os últimos 36% dos participantes, estavam no grupo de "alta capacidade". Para o TMIG-IC, a classificação das pontuações foi de 0 a 13. Com base na distribuição da pontuação no TMIG-IC, 50% dos participantes que pontuaram no TMIG-IC de 0 a 9 foram recodificados no grupo de "baixa capacidade", e outros 50% que pontuaram de 10 a 13 no TMIG-IC foram recodificados no grupo de "alta capacidade".

2.4.4. Sintomas depressivos

Utilizámos a versão vietnamita da Escala de Depressão do Centro de Estudos Epidemiológicos (CES-D) para medir os sintomas depressivos entre os veteranos idosos (Radloff, 1977). A CES-D original é uma escala de classificação de 20 itens, de auto-relato, do tipo Likert. Foi concebida para medir a ocorrência e a persistência de sintomas depressivos na semana anterior em amostras não clínicas. Especificamente, a escala CES-D visava avaliar a "componente afectiva e o humor deprimido". Na versão vietnamita da CES-D, o único item omitido da escala CES-D original foi a afirmação "Senti que era tão bom como as outras pessoas", por ter uma fraca fiabilidade dos itens (Ngo et al., 2001). Com exceção desse item, a versão vietnamita da CES-D atingiu o nível ideal de validade transcultural ou de equivalência concetual. Esta escala CES-D de 19 itens tinha um valor alfa de Cronbach de 0,82 e 0,91 em estudos anteriores (Tran et al., 2003; Thanh et al., 2007). Neste estudo, o valor do alfa de Cronbach desta escala foi de 0,86. Esta é a única escala para medir sintomas depressivos disponível no Vietname que foi previamente testada quanto à validade e fiabilidade transculturais. Além disso, a escala CES-D também tem sido utilizada para o grupo de idosos em muitos países, uma vez que é considerada validada em numerosas populações, em diversos contextos e permite comparações entre estudos.

2.5. Considerações éticas

Foi obtida a aprovação ética do Comité de Ética da Universidade de Tóquio. A aprovação ética em Thaibinh, Vietname, foi obtida junto da Universidade Médica de Thaibinh.

Foi obtido o consentimento informado por escrito de todos os inquiridos no inquérito antes das entrevistas. Os participantes entrevistados foram devidamente informados de que as suas identidades permaneceriam anónimas para proteger a sua confidencialidade e privacidade. As entrevistas podiam ser interrompidas a qualquer momento, a pedido do participante, sem qualquer penalização. Quaisquer riscos percebidos da entrevista, bem como da investigação, foram cuidadosamente examinados e minimizados através de uma série de consultas com especialistas e homólogos de investigação antes da realização do estudo de campo. Os dados recolhidos foram utilizados apenas para fins de investigação.

2.6. Recolha de dados

Recolhemos os nossos dados entre julho e agosto de 2010 em Thaibinh, no Vietname.

Antes de realizar o inquérito principal, realizámos um pré-teste entre 30 veteranos idosos do sexo masculino para detetar potenciais problemas no questionário. No entanto, foram efectuadas poucas alterações significativas ao questionário. Os resultados do pré-teste foram discutidos entre os investigadores. Os entrevistadores discutiram o questionário exaustivamente antes da recolha de dados para diminuir a variabilidade e o enviesamento do entrevistador.

As entrevistas presenciais com o questionário estruturado foram efectuadas por cinco entrevistadores da Faculdade de Medicina de Thaibinh, com experiência de trabalho no domínio da saúde comunitária. Todos os entrevistadores tinham conhecimentos básicos de ciências da saúde. Antes do inquérito, receberam uma formação de dois dias sobre a realização de entrevistas, com especial incidência no objetivo do estudo e nas técnicas de realização do inquérito. Antes dos dias de entrevista, os potenciais inquiridos foram bem informados pelo chefe dos veteranos militares de cada comuna sobre o objetivo do inquérito e a hora de realização da investigação.

As entrevistas foram realizadas nas casas dos inquiridos com o seu consentimento. Os profissionais de saúde voluntários de cada posto de saúde da comuna acompanharam os entrevistadores às casas dos veteranos no início, para os orientar e pedir aos veteranos que participassem no estudo. Era mais provável que os veteranos consentissem quando os voluntários da saúde lhes pediam, uma vez que os membros do pessoal de saúde são figuras de autoridade muito respeitadas no Vietname. Além disso, os veteranos eram mais susceptíveis de consentir quando eram apresentados por pessoas que os conheciam bem.

2.7. Análise de dados

Efectuámos todas as análises estatísticas utilizando o Stata versão 11. Efectuámos análises univariadas e bivariadas para descrever as fontes de apoio social e para examinar a associação entre sintomas depressivos e apoio social. A análise multivariada foi utilizada para determinar a associação entre o apoio social e os sintomas depressivos, tendo em conta todos os factores de confusão.

Finalmente, para testar o efeito do estado civil na associação entre apoio social e sintomas depressivos, foram criados termos de interação entre o estado civil e o apoio social: casado (não) e apoio social (baixo), casado (não) e apoio social (alto), casado (sim) e apoio social (baixo) e casado (sim) e apoio social (alto). A mesma categorização foi efectuada para o apoio familiar, o apoio de amigos e o apoio de outras pessoas significativas, respetivamente. No entanto, devido à multicolinearidade, os coeficientes para casados foram todos omitidos da análise. Por conseguinte, foi utilizada uma análise estratificada para avaliar se o efeito do apoio social nos sintomas depressivos era diferente consoante o estado civil dos participantes.

Antes de utilizar a regressão linear múltipla, verificámos o pressuposto através do teste F para a linearidade, o valor VIF para a multicolinearidade e o gráfico para a distribuição normal.

CAPÍTULO 3. RESULTADOS

Do total de 853 veteranos do sexo masculino com 65 anos ou mais das 6 comunas selecionadas, 828 participaram no estudo, o que corresponde a uma taxa de resposta de 97,1%. Vinte e cinco veteranos recusaram-se a participar no estudo porque não estavam de boa saúde e sofriam de problemas como uma função cognitiva muito fraca ou uma deficiência auditiva grave, ou porque estavam fora de casa na altura do inquérito.

3.1. Caraterísticas demográficas

A Tabela 1 resume as caraterísticas sociodemográficas e gerais dos participantes. Cerca de metade dos veteranos tinha mais de 70 anos (52,9%; n = 438) e a outra metade tinha menos de 70 anos (47,1%; n = 390). A maioria dos participantes era casada (n= 693, 83,7%), apenas 10,4% (n=86) eram viúvos e 4,7% (n=39) eram solteiros. A maioria tinha um nível de escolaridade da classe 6 a 9 (n=438, 52,9%), enquanto 13,8% (n= 114) tinham a classe 10 a 12, e apenas 9,2% (n= 76) tinham o nível de bacharelato ou superior. Cerca de 27,3% (n= 226) ainda estavam a trabalhar no momento do inquérito. Para os que ainda estavam empregados, os seus empregos mais actuais eram maioritariamente na agricultura (21,0%, n= 174). Relativamente aos empregos anteriores dos inquiridos, 48,9% (n= 405) trabalhavam como funcionários públicos, enquanto 38,2% (n=316) trabalhavam como agricultores após o fim da guerra.

Relativamente às fontes de rendimento, 43,1% (n= 357) tinham pensões, 32,4% (n= 268) tinham subsídios e 21,4% (n=177) tinham salários diários. Os níveis de rendimento mensal eram os seguintes: 37,4% (n=310) declararam menos de 1 milhão de VND (1 USD=20 000 VND), 35,0% (n=291) declararam 1 a 2 milhões de VND, 14,6% (n=121) declararam 2 a 3 milhões de VND e 12,8% (n=106) declararam mais de 3 milhões de VND. Quase todos os inquiridos (n= 803, 97,2%) se consideram chefes de família.

3.2. Estado de saúde e caraterísticas relacionadas com a guerra

A Tabela 2 mostra o estado de saúde dos inquiridos neste estudo. A maioria dos inquiridos tinha doenças crónicas (83,7%, n=693). As doenças crónicas mais frequentemente referidas foram as seguintes: hipertensão (32,2%, n=267), artrite (25%, n=207), doença pulmonar (22,0%, n=182) e doença ocular (n=144, 13,8%).

Quanto à dimensão da carga de doença crónica, 280 veteranos (33,8%) tinham 1 doença, 223 (26,9%) tinham 2 doenças, 144 (17,4%) tinham 3 doenças e 42 (5,1%) tinham 4 doenças. Mais de metade dos inquiridos tomava atualmente pelo menos um medicamento (58,8%, n=487), como medicamentos para a hipertensão (35,1%, n=290), antibióticos (13,2%, n=109) e analgésicos (11,4%, n=94).

A Tabela 3 mostra as caraterísticas dos inquiridos relacionadas com a guerra. Um quarto dos inquiridos foi ferido fisicamente durante a guerra (24,5%, n=203); cerca de 19,8% dos inquiridos (n=164) ainda sentem dores devido à ferida. A maioria dos inquiridos que foram feridos e tinham dores devido à ferida referiu que as dores eram piores quando o tempo mudava (12,9%, n=107). Cada episódio de dor pode durar vários dias (13,4%, n=111), uma semana (n=26, 3,1%) ou um mês (n=19, 2,3%). Mais de um terço dos veteranos sofreu a perda de pelo menos um dos seus familiares ou amigos próximos durante a guerra (38%, n=315). Dezanove por cento dos veteranos (n=157) informaram que tinham perdido um irmão, 9,7% tinham perdido outros familiares (n=80) e 9,5% (n= 79) tinham perdido amigos próximos durante a guerra.

3.3. Pontuação das actividades da vida diária (ADL) e pontuação das actividades instrumentais da vida diária (TMIG-IC)

A Tabela 4 mostra a distribuição das pontuações das AVD entre os inquiridos. A maioria dos inquiridos tinha a capacidade de fazer coisas de forma independente, tais como andar (69,6%, n=576), subir e descer escadas (55,9%, n=463), alimentar-se (69,2%, n=573), vestir-se (70,7%, n=585), usar a casa de banho (69,8%, n=578), tomar banho (69,1%, n=572) e cuidar de si de forma independente (68,4%, n=566). A pontuação total média nas AVD foi de 17,7 (DP 5,1).

No que diz respeito aos resultados do TMIG-IC, a Tabela 5 mostra que 78,7% (n=652) dos inquiridos sabem utilizar os transportes públicos, 81,5% (n=675) sabem comprar bens de primeira necessidade, 77,4% (n=641) sabem preparar uma refeição, 73,3% (n=607) sabem pagar contas, 75,6% (n=626) sabem preencher formulários, 48,2% (n=399) sabem tratar de assuntos bancários, 29.7% (n=246) liam jornais diários, 41,2% (n=341) liam livros ou revistas, 82,9% (n=686) viam televisão sobre questões de saúde, 73,3% (n=607) podiam visitar os seus próprios amigos, 73,4% (n=608) podiam dar conselhos aos outros, 65,9% (n=546) podiam visitar pessoas doentes no hospital e 63,6% (n=527) podiam iniciar uma conversa com pessoas mais jovens. A pontuação total média no TMIG-IC foi de 8,7 (DP 3,3).

No que diz respeito ao estado de incapacidade funcional dos inquiridos, a Tabela 6 mostra que 24,8% deles (n = 205) estavam no grupo de "baixa capacidade" para realizar as actividades diárias de forma independente, tais como andar, usar escadas, comer, tomar banho, vestir-se, ir à casa de banho e assear-se. Cerca de 39,3% dos inquiridos encontravam-se no grupo de "capacidade média" e outros 36% no grupo de "capacidade elevada" para realizar essas actividades diárias. Metade dos inquiridos (50%, n = 414) situava-se nos níveis de "baixa capacidade" para realizar as actividades instrumentais da vida diária, tais como utilizar os transportes públicos, comprar bens de primeira necessidade, preparar uma refeição, pagar as contas, tratar de assuntos bancários, preencher formulários, ler jornais, ler livros ou revistas, interessar-se por programas de televisão ou novos artigos sobre questões relacionadas com a saúde, visitar amigos, dar conselhos aos outros, visitar alguém no hospital e iniciar uma conversa com pessoas mais jovens. Outra metade dos inquiridos tinha uma "elevada capacidade" para fazer estas coisas.

3.4. Fontes de apoio social medidas pela Escala Multidimensional de Apoio Social Percebido (MSPSS)

A Tabela 7 mostra a distribuição das pontuações dos participantes no apoio social percebido. As pontuações mais elevadas indicam uma maior perceção de apoio social entre esses veteranos. A pontuação média para o apoio social total foi de 13,5 (DP 4,9). Para estas três subescalas, a pontuação média do apoio da família foi de 5,5 (DP 2,2), a do apoio de um amigo foi de 3,4 (DP 2,3) e a do apoio de outra pessoa significativa foi de 4,6 (DP 1,6).

No que diz respeito ao apoio da família, 49,3% dos inquiridos (n= 408) referiram que a família tentava sempre ajudá-los, 43,8% dos inquiridos (n= 363) responderam que a família tentava às vezes ajudá-los, enquanto apenas 6,9% (n= 57) responderam que a família nunca tentava ajudá-los. Metade dos participantes (51,4%, n= 426) recebeu sempre ajuda e apoio emocional da família, 40,9% (n= 339) recebeu-o às vezes e apenas 7,6% dos inquiridos (n= 63) referiram nunca ter recebido ajuda e apoio emocional da família. Quase metade dos inquiridos (43,2%, n=358) referiu que a sua família estava sempre disposta a ajudar na tomada de decisões, 48,1% (n=399) responderam que a sua família estava por vezes disposta a ajudar na tomada de decisões e 8,6% (n=71) responderam que a sua família nunca estava disposta a ajudar na tomada de decisões. Do mesmo modo, quase todos os veteranos referiram que falavam sempre ou às vezes dos seus problemas com a família (40,7%, n= 337; 47,5%, n=393, respetivamente) e apenas 11,8% (n=98) nunca falaram dos seus problemas com a família.

No que diz respeito ao apoio dos amigos, 27,1% (n=224) dos inquiridos responderam que os seus amigos nunca tentaram ajudá-los, 56,6% (n=468) responderam que os seus amigos tentaram ajudá-los algumas vezes e apenas 16,4% (n=136) responderam que os seus amigos tentaram sempre ajudá-los. Quase metade dos veteranos (40,5%, n=335) referiu que nunca contava com os seus amigos quando as coisas corriam mal, 43,7% (n=362) referiu que às vezes contava com os seus amigos quando as coisas corriam mal e apenas 15,8% (n=131) referiu que podia contar sempre com os seus amigos quando as coisas corriam mal. Um quarto dos veteranos (25,4%, n= 210) referiu que nunca teve amigos com quem partilhar alegrias e tristezas, 58,1% (n= 481) referiu ter amigos às vezes e apenas 16,5% (n=137) referiu ter sempre amigos. Quase um terço dos participantes (31,6%, n=262) nunca falou com os amigos sobre os seus problemas, 54,6% (n=452) responderam que às vezes o faziam, enquanto apenas 13,8% (n=114) falaram sempre sobre os seus problemas com os amigos.

Relativamente ao apoio de uma pessoa significativa, 16,2% dos inquiridos (n=134) nunca tiveram uma pessoa significativa para estar por perto quando precisavam, 60,0% (n=497) responderam que às vezes tinham e 23,8% (n= 197) tiveram sempre uma pessoa significativa para estar por perto quando precisavam. Apenas 11,5% (n=95) dos participantes referiram que nunca tiveram uma pessoa significativa com quem partilhar alegrias e tristezas, 42,8% (n=354) responderam que às vezes tinham e 45,8% (n=379) referiram que sempre tiveram uma pessoa significativa com quem partilhar alegrias e tristezas. Apenas 7,7% (n=64) dos veteranos nunca tiveram uma pessoa significativa como verdadeira fonte de conforto, enquanto 68,7% (n=569) responderam que às vezes tinham uma pessoa significativa como verdadeira fonte de conforto e 23,6% (n=195) que sempre tinham. A maioria dos veteranos (69,6%, n=576) referiu que, por vezes, tinha uma pessoa significativa na sua vida que se preocupava com os seus sentimentos, enquanto 16,4% dos inquiridos (n= 136) responderam que tinham sempre uma pessoa significativa que se preocupava com os seus sentimentos e 14,0% (n=116) que nunca tinham.

3.5. Sintomas depressivos medidos pela Escala de Depressão do Centro de Estudos Epidemiológicos (CES-D) e factores associados

A pontuação média total da CES-D foi de 15,4 (DP 9,2). A distribuição das pontuações dos participantes na CES-D é apresentada na Tabela 8. As pontuações mais elevadas representam níveis mais elevados de sintomas depressivos entre os veteranos.

Entre os 19 itens da escala, cerca de metade dos veteranos responderam que tiveram experiências semelhantes às descritas nas seguintes afirmações "nenhuma vez" (menos de 1 dia numa semana): "Fui incomodado por coisas que normalmente não me incomodam" (46,4%, n=384), "Não consegui livrar-me da tristeza, mesmo com a ajuda da minha família ou amigos" (51,6%, n=472), "Tive dificuldade em manter a minha mente no que estava a fazer" (52,3%, n=433), "Senti-me deprimido" (47.0%, n=389), "Senti que tudo o que fazia era um esforço" (49%, n=406), "Pensei que a minha vida tinha sido um fracasso" (49,2%, n=407), "Falo menos do que o habitual" (44,9%. n=372), "Não me apetecia comer, o meu apetite era fraco" (40,5%, n=335). A maioria dos veteranos respondeu "nenhuma das vezes" aos seguintes itens: "Senti medo" (78,3%. n=648), "as pessoas eram antipáticas" (71,5%, n=592), "tive crises de choro" (72,6%, n=601), "senti que as pessoas não gostavam de mim" (70,5%, n=584), "não conseguia andar" (61,4%, n=508). Um terço dos veteranos referiu que se sentia esperançado em relação ao futuro, numa proporção de 3 a 4 dias por semana (37,8%, n=313). As afirmações "Sentia-me feliz" e "Gostava da vida" foram identificadas como aplicáveis durante 3 a 4 dias por semana por um quarto dos inquiridos (25,2%, n=209; 23,8%, n=197, respetivamente). Mais de um terço dos veteranos referiu que o seu sono era sempre agitado (33,9%, n=281).

3.6. Associação do apoio social e dos sintomas depressivos com o estado civil

A Tabela 9 mostra a associação do apoio social e dos sintomas depressivos com o estado civil dos inquiridos através do teste do Qui-quadrado e do teste t. Os veteranos casados registaram pontuações significativamente mais elevadas nas três fontes de apoio, incluindo o apoio da família ($p<0,001$), o apoio dos amigos ($p<0,001$) e o apoio da outra pessoa significativa ($p<0,001$), em comparação com os veteranos não casados. O apoio social total também foi significativamente maior no grupo dos casados em comparação com o grupo dos não casados ($p<0,001$). O CES-D médio foi significativamente mais elevado no grupo dos não casados (22,54; DP 11,37) do que no grupo dos casados (14,02; DP 8,02).

3.7. Associação bivariada entre sintomas depressivos e factores associados

A Tabela 10 mostra a associação entre os sintomas depressivos e os factores sociodemográficos. Não houve associação significativa entre idade e sintomas depressivos ($p = 0,59$). O estado civil teve uma associação significativa com a sintomatologia depressiva nestes veteranos ($p<0,001$). Verificaram-se algumas associações entre os níveis de escolaridade e a sintomatologia depressiva ao nível do "ensino secundário" ($p = 0,038$) e do "bacharelato ou superior" ($p = 0,001$) em comparação com o "ensino primário". A situação profissional também foi significativamente associada de forma negativa aos sintomas depressivos ($p <0,001$). Houve diferenças significativas entre os níveis de rendimento e os sintomas depressivos (p<0,001).

A Tabela 11 mostra a associação entre a sintomatologia depressiva e outros factores como o estado de doença crónica, caraterísticas relacionadas com a guerra, incapacidade funcional e apoio social. A doença crónica (p<0,001) e o ferimento na história da guerra (p<0,001) tiveram uma associação positiva com a sintomatologia depressiva, enquanto não houve diferença significativa entre a perda de familiar/amigo durante a história da guerra e a sintomatologia depressiva (p = 0,148). Os níveis de capacidade para realizar as actividades diárias foram significativa e negativamente associados aos sintomas depressivos (p<0,001). O apoio social total e as três fontes de apoio foram todos associados negativamente aos sintomas depressivos a um nível significativo (p<0,001).

3.8. Análise de regressão linear múltipla dos sintomas depressivos e do apoio social

O pressuposto para a regressão múltipla foi avaliado para a análise com valor significativo do teste F (F <0,001), baixo VIF (1,22) e distribuição normal do valor do resultado, confirmamos que os pressupostos não foram violados. A análise de regressão linear foi então conduzida para investigar a associação entre sintomas depressivos e apoio social. Os coeficientes padronizados, o erro padrão (EP) e a significância dos preditores de sintomas depressivos podem ser encontrados na Tabela 12 e na Tabela 13.

A Tabela 12 mostra a associação entre sintomas depressivos e apoio social total. O apoio social total foi negativamente associado a sintomas depressivos entre os veteranos (p<0,001).

A Tabela 13 mostra a associação entre sintomas depressivos e fontes específicas de apoio social. Nesta tabela, apenas o apoio familiar elevado foi significativamente associado a sintomas depressivos (p<0,001) em comparação com o apoio familiar baixo. As outras fontes de apoio, como os amigos e a pessoa amada, não foram associadas à sintomatologia depressiva. Os outros factores associados à sintomatologia depressiva no modelo incluíram a idade (p<0,001); o estado civil (p<0,001); a situação profissional atual (p<0,001); o rendimento (p<0,001); o estado crónico (p = 0,018); o ferimento de guerra (p<0,001); e a incapacidade funcional (p<0,001).

Na tabela 14, a associação entre sintomas depressivos e apoio social total foi descrita de acordo com o estado civil do participante. Tanto nos veteranos casados como nos não casados, o apoio social foi significativamente associado de forma negativa aos sintomas depressivos (p<0,001).

Por outro lado, três fontes de apoio social foram associadas de forma única a sintomas depressivos entre veteranos casados e não-casados na Tabela 15. O apoio familiar revela uma forte associação entre os casados, mas não entre os não casados. Além disso, o apoio de amigos foi significativamente associado a sintomas depressivos entre os veteranos não casados, mas não entre os casados. O apoio de outros não foi significativamente associado a sintomas depressivos, tanto nos veteranos casados como nos não casados.

CAPÍTULO 4. DEBATE

4.1. Apoio social em veteranos casados e não casados

Neste estudo, os veteranos casados obtiveram pontuações médias significativamente mais elevadas nas três fontes de apoio, incluindo apoio familiar, apoio de amigos e apoio de outras pessoas significativas, em comparação com os veteranos não casados. Este resultado pode significar que o estado civil desempenha um papel importante na prestação de apoio aos veteranos idosos no Vietname. Um estudo anterior realizado em Itália com pessoas (n = 1041) da população em geral (Prezza et al., 2002) indicou que o apoio familiar não variava em função do estado civil. No entanto, muitos outros estudos referiram que as pessoas casadas tinham um apoio social mais elevado. O presente resultado é consistente com estes estudos anteriores (Mette et al., 2006; Chung et al., 2009).

Os casados também obtiveram pontuações significativamente mais elevadas no apoio de amigos e de uma pessoa significativa, em comparação com os não casados. Isto pode dever-se aos efeitos positivos do casamento, que cria um bom ambiente para que os veteranos idosos possam estabelecer uma rede social com outras pessoas fora do agregado familiar. Estudos anteriores também indicaram que os homens sem mulher beneficiam menos das redes sociais e das actividades de organização social que seriam reforçadas pelas suas mulheres (Sara A, 2004). A esposa é considerada uma das pessoas mais importantes da rede social, se não a mais importante (Mette et al., 2006).

4. 2 Sintomas depressivos por estado civil

O presente estudo também demonstrou que os veteranos não casados apresentavam níveis significativamente mais elevados de sintomas depressivos do que os veteranos casados no Vietname. A falta de um cônjuge numa fase posterior da vida dos veteranos idosos tornou-os vulneráveis à saúde mental. Pode tratar-se de uma perda substancial que não foi fácil para eles, especialmente numa idade mais avançada. O facto de serem casados significa que têm mais probabilidades de receber apoio do cônjuge do que os veteranos solteiros. Entre o grupo dos não casados, os viúvos seriam também vulneráveis a problemas de saúde mental após a morte do cônjuge. Nalguns casos, verificou-se que a viuvez está fortemente associada à depressão (Zisook et al., 1994; Turvey et al., 1999). Estas podem ser as razões para explicar a associação entre o estado civil e os sintomas depressivos entre os veteranos vietnamitas neste estudo. Os veteranos não casados parecem apresentar um risco elevado de sintomas depressivos, pelo que poderiam constituir um grupo-alvo de intervenções no domínio da saúde mental.

4.3. Associação entre apoio social e sintomas depressivos

Neste estudo, foi detectada uma associação significativa entre o apoio social total e os sintomas depressivos entre os veteranos vietnamitas. Os veteranos com pontuações mais elevadas no apoio social total das três fontes registaram níveis mais baixos de sintomas depressivos, tal como previsto. Este estudo também é consistente com um estudo anterior sobre factores de risco psicológico para a depressão na velhice, que mostra que o apoio social é um importante indicador de sintomas depressivos entre os idosos da população em geral (Bruce, 2002).

O apoio familiar, em particular, teve associações negativas com sintomas depressivos em veteranos vietnamitas. Isto pode dever-se ao facto de, na sociedade vietnamita, a família ser um dos valores fundamentais e as famílias alargadas serem comuns. As condições de vida dos idosos e dos seus agregados familiares indicam que as relações familiares permanecem fortes no Vietname, apesar das mudanças substanciais nas condições sociais e económicas. Os dados do presente estudo mostraram também que a maioria dos veteranos do estudo atual (88%) vivia com os seus familiares (mulher e/ou filhos adultos). Esta estrutura e cultura familiares únicas no Vietname devem, portanto, ter facilitado o apoio social aos veteranos casados.

Além disso, a associação entre apoio social e sintomas depressivos foi mais forte nos veteranos não casados do que nos veteranos casados. Este facto pode ser particularmente verdadeiro para o apoio de amigos. Os veteranos não casados tinham provavelmente um recurso limitado para receber apoio social da família, porque não tinham cônjuge. De facto, embora o apoio familiar tenha mostrado a associação com sintomas depressivos nos veteranos, o apoio familiar foi fortemente associado apenas aos veteranos casados. Assim, o apoio não familiar, como o apoio de amigos, deve ser mais importante entre os veteranos não casados do que entre os veteranos casados. Isto também pode ser parcialmente explicado pelo facto de que, à medida que os problemas de saúde dos veteranos se agravam numa idade mais avançada, para além das consequências psicológicas da experiência de guerra, os veteranos podem necessitar de apoio de outras pessoas do que os seus homólogos da população em geral. Quando o apoio se torna uma necessidade para eles, a associação entre o apoio social e os sintomas depressivos é mais forte entre os veteranos não casados.

Devido à falta de um cônjuge, os veteranos não casados podem encontrar o apoio dos seus amigos fora do agregado familiar para compensar esta perda. Os veteranos que não têm parentes próximos desenvolvem relações mais fortes com os amigos (Wenger, 1984; Wenger et al., 1996). O apoio dos amigos é um recurso valioso para discutir as experiências de guerra e lidar com o conteúdo emocional das recordações traumáticas (Hunt et al., 2001). Os amigos, especialmente os que partilham experiências de batalha e situações de risco de vida, tornam-se frequentemente mais coesos (Hunt et al., 2001). Os veteranos podem receber apoio social através da ajuda no processamento das recordações traumáticas. Quando o apoio de amigos é necessário, pode ter algum impacto nos seus sintomas depressivos (Grundy et al., 2006; Nussbaum, 1994; Rook, 1989; Grundy & Murphy, 2006). Por conseguinte, os veteranos não casados podem estar em maior risco de depressão, o que faz com que o apoio social se torne mais significativo para eles em termos de previsão de sintomas depressivos, em comparação com os casados. O presente estudo sugere o papel importante do apoio dos amigos na melhoria da saúde mental dos veteranos não casados do Vietname.

4.4. Sintomas depressivos e outros factores associados

Entre o grupo de veteranos com 65 anos ou mais, os veteranos mais jovens tinham maior probabilidade de apresentar sintomas depressivos do que os veteranos mais velhos. Este facto pode dever-se à associação entre depressão e mortalidade (Kinder et al., 2008), que reduz o número de homens mais velhos que vivem com depressão. Esta conclusão é consistente com estudos anteriores efectuados entre militares e veteranos e na população em geral (Britton et al., 2010).

Foram encontrados níveis mais baixos de sintomas depressivos entre os veteranos que faziam parte da população ativa, em comparação com os que não trabalhavam. A reforma pode ser considerada um acontecimento de vida potencialmente traumático e pode funcionar como uma recordação da guerra devido à perda da estrutura que o trabalho poderia ter proporcionado, ao facto de se ter mais tempo livre para pensar no passado e ao impacto do envelhecimento (Hunt et al., 2001).

Os veteranos com rendimentos mais baixos apresentavam níveis mais elevados de sintomas depressivos em comparação com os que tinham rendimentos mais elevados. O facto de viverem com dificuldades financeiras coloca os veteranos idosos numa situação de maior desvantagem social e pode causar sofrimento mental, o que contribui para os seus sintomas depressivos. Este resultado é congruente com um estudo anterior efectuado na população idosa em geral (Ganatra et al., 2008).

Os veteranos com pontuações mais baixas na escala ADL, ou com pontuações mais baixas no TMIG-IC, relataram níveis mais elevados de sintomas depressivos. Esta conclusão é semelhante a estudos anteriores que demonstraram que a depressão era causada pela incapacidade funcional (Mancini et al., 2006). Os veteranos com doenças crónicas apresentavam níveis mais elevados de sintomas depressivos em comparação com os que não tinham doenças crónicas. Este resultado é consistente com um estudo de Cole (2003) que mostrou que as doenças crónicas nos idosos são um dos factores de risco mais consistentes para a depressão (Cole et al., 2003).

Verificou-se uma diferença significativa na pontuação da depressão entre os veteranos que sofreram ferimentos durante a guerra e os veteranos que não sofreram ferimentos. Este resultado pode indicar que o facto de sofrer um ferimento leva a um pior funcionamento físico e cognitivo, o que pode contribuir para os sintomas depressivos. Este resultado é consistente com um estudo anterior entre veteranos idosos da Guerra da Coreia e veteranos da Segunda Guerra Mundial, sugerindo que os efeitos das feridas podem persistir durante um período de tempo considerável após o fim da guerra (Unwin et al., 1999; Ikin et al., 2007).

4.5. Limitações

Este estudo tem algumas limitações. Em primeiro lugar, trata-se de um estudo transversal. Por conseguinte, é difícil concluir uma relação de causa e efeito entre os sintomas depressivos e o apoio social. Por exemplo, um baixo apoio social pode resultar em depressão entre os veteranos. Por outro lado, um baixo apoio social percebido pode também ser uma consequência da depressão. No entanto, estudos anteriores indicaram que o apoio social é um fator de risco para a depressão numa população envelhecida (Roberts et al., 2000), bem como entre os veteranos de guerra envelhecidos (Engdahl et al., 1991). Os resultados deste estudo indicam o importante papel do apoio social para o grupo de veteranos idosos que sofreram stress de guerra e que se sabe terem efeitos a longo prazo na sua saúde mental.

Em segundo lugar, este estudo baseou-se no auto-relato dos veteranos sobre o seu diagnóstico médico. Em geral, considera-se que essas medidas são menos fiáveis e menos válidas do que as avaliações comunicadas pelos médicos. No entanto, devido à ausência de um sistema de registos médicos para o grupo de veteranos idosos no Vietname, era impossível verificar os seus registos médicos em vários hospitais, centros de saúde ou outros locais de prestação de cuidados de saúde. Além disso, a verificação dos registos médicos pode resultar na ausência de veteranos que não tinham registos médicos.

Em terceiro lugar, neste estudo, foi detectada uma relação entre o facto de ter sido ferido na guerra e a depressão. Poderão existir outras caraterísticas militares, como a exposição e a duração do combate, que também poderão ter contribuído para a vulnerabilidade dos veteranos à depressão e para a persistência dos sintomas ao longo do tempo (Cole et al., 2003), mas a investigação destes factores não se enquadra no âmbito deste estudo. No entanto, como já passou muito tempo, as medidas dessas variáveis podem ser menos exactas devido ao viés de memória. O efeito da exposição e da duração do combate na sintomatologia depressiva numa fase posterior da vida pode também refletir-se através da associação entre ferida na história da guerra e sintomatologia depressiva, uma vez que as feridas podem ser o resultado da exposição ao combate.

Em quarto lugar, algumas variáveis possíveis que podem influenciar os sintomas depressivos dos veteranos não foram abrangidas por este estudo. Entre elas, inclui-se o consumo de substâncias, tal como sugerido anteriormente, mas que não foi explorado no presente estudo. No entanto, devido às diferentes caraterísticas entre os veteranos do Vietname e os veteranos provenientes de outros países envolvidos na Guerra do Vietname, o consumo de substâncias não era tão prevalente entre os veteranos do Vietname como entre os veteranos da Guerra do Vietname de outras nacionalidades. A história prévia de depressão também não foi mencionada no estudo. No entanto, um estudo anterior indicou que a depressão no passado não era predominante entre os idosos, uma vez que existe uma associação entre depressão e mortalidade que reduz o número de idosos que estavam deprimidos no passado (Britton et al., 2010). Por conseguinte, os veteranos idosos que permaneceram podem não ter antecedentes de depressão, ou a prevalência de veteranos idosos que sofreram depressão no passado foi baixa.

Em quinto lugar, a CES-D foi utilizada para medir os sintomas depressivos entre os veteranos idosos neste estudo. A Escala de Depressão Geriátrica pode ser melhor em termos de medição de sintomas depressivos entre os idosos. No entanto, a CES-D foi a única escala disponível que foi testada quanto à sua validade e fiabilidade transculturais na população vietnamita. Além disso, a escala CES-D tem sido utilizada para o grupo de idosos em muitos países, uma vez que é considerada validada em numerosas populações, em diversos contextos e permite comparações entre estudos (Smarr, 2003).

4.6. Conclusões e recomendações

Em conclusão, este estudo elucidou as fontes de apoio social, incluindo o apoio familiar, o apoio de amigos e o apoio de outras pessoas significativas, e a associação entre o apoio social e os sintomas depressivos entre os veteranos militares idosos com 65 anos ou mais em Thaibinh, Vietname.

Os veteranos casados registaram pontuações mais elevadas nas três fontes de apoio, em comparação com os veteranos não casados. No entanto, o apoio social total foi negativamente associado a sintomas depressivos em ambos os grupos de veteranos casados e não casados. A família desempenha um papel importante no apoio aos veteranos idosos do Vietname na relação com os sintomas depressivos, o que é particularmente verdadeiro para os veteranos casados.

Este estudo sugere que os veteranos não casados correm um maior risco de depressão, o que faz com que o apoio social se torne mais significativo para eles em termos de previsão de sintomas depressivos, em comparação com os casados. Entre os diferentes tipos de apoio social aos veteranos não casados, o apoio de amigos teve uma associação significativa com os sintomas depressivos. Este resultado implica que o papel dos amigos no alívio dos problemas de saúde mental parece ser importante entre os veteranos não casados.

Os veteranos do Vietname tinham caraterísticas diferentes das dos veteranos de outros países envolvidos na Guerra do Vietname; no entanto, o apoio social continuou a ser um fator importante associado aos seus sintomas depressivos. Por conseguinte, os sintomas depressivos devem ser motivo de preocupação não só para os membros do pessoal de saúde, mas também para a família e os amigos que rodeiam os veteranos. Os veteranos com incapacidades funcionais também parecem registar níveis mais elevados de sintomas depressivos. Os profissionais de promoção da saúde mental devem ter em conta estes factores no seu trabalho com veteranos idosos tão vulneráveis.

A facilidade de obter uma taxa de resposta elevada é, por si só, uma indicação do interesse pelos efeitos da experiência de guerra na população veterana. Os dados aqui apresentados demonstram a necessidade de uma compreensão abrangente do apoio social e dos sintomas depressivos entre os veteranos numa fase posterior da vida. Os veteranos estão agora na casa dos 70 e 80 anos e esperam ainda muitos anos de vida ativa e gratificante, desde que as suas necessidades sejam reconhecidas e atendidas.

Quadro 1: Caraterísticas sócio-demográficas dos participantes

Variáveis		n	%
Idade			
	≤70	390	47,1
	>70	438	52,9
Estado civil			
	Individual	39	4,7
	Casado	693	83,7
	Separados	10	1,2
	Viúvo	86	10,4

Nível de educação		
Escola primária	200	24,2
Escola secundária	438	52,9
Ensino secundário	114	13,8
Licenciatura ou superior	76	9,2
Situação atual do trabalho		
Não	602	72,7
Sim	226	27,3
Rendimento no VietnameDong		
<1milhão de Dong	310	37,4
1-2 milhões de Dong	291	35,1
2-3 milhões de Dong	121	14,6
>3 milhões de Dong	106	12,8

n: número; VND: dong do Vietname

Quadro 2: Estado da doença crónica, consumo de medicamentos e estado de incapacidade funcional dos participantes

Variáveis	n	%
Doença crónica		
Não	135	16,3
Sim	693	83,7
Hipertensão	267	32,2
Doença cardíaca isquémica	57	6,9
Diabetes	35	4,2
Doença pulmonar	182	22,0
Incontinência urinária	43	5,2
Dificuldade em ouvir	91	11,0
Catarata	114	13,8
Artrite reumatoide	207	25,0
Total de doenças crónicas		
Uma doença	280	33,8
Duas doenças	223	26,9
Três doenças	144	17,4
Quatro doenças	42	5,1
Tomou medicamentos recentemente		
Não	338	40,8
Sim	487	58,8

n: número

Quadro 3: Caraterísticas dos participantes relacionadas com a guerra

Variáveis	n	%
Ferida de guerra		
Não	625	75,5
Sim	203	24,5
Ferida na cabeça (Sim)	75	9,1
Ferida no peito (Sim)	27	3,3
Ferida no abdómen (Sim)	5	0,6
Ferida no membro superior (Sim)	63	7,6
Ferida no membro inferior (Sim)	78	9,4
Dor devido à ferida recente		
Não	664	80,2
Sim	164	19,8
Frequência das dores causadas pela ferida de guerra		
Todos os meses	33	4,0
A cada 2-3 meses	14	1,7
Cada estação específica	107	12,9
Todos os anos	10	1,2
Episódio de dor		
Vários dias	11	13,4
Uma semana	26	3,1
2-3 semanas	7	0,8
1 mês	19	2,3
Perda de familiar(es) ou amigo(s) em tempo de guerra		
Não	513	62,0
Sim	315	38,0
Perda do(s) progenitor(es)	21	2,5
Perda de um irmão	157	19,0
Perda do cônjuge	6	0,7
Perda de filhos	17	2,1
Perda outro(s) familiar(es)	80	9,7
Perda de amigo(s) próximo(s)	79	9,5

n: número

Tabela 4: Distribuição das pontuações das Actividades da Vida Diária (AVD)

Variáveis	Completamente independente		Preciso de ajuda		A precisar de muita ajuda		Completamente dependente	
	n	%	n	%	n	%	n	%
Andar a pé	576	69,6	166	20,0	61	7,4	25	3,0
Subir e descer as escadas	463	55,9	244	29,5	92	11,1	29	3,5
Alimentação	573	69,2	166	20,0	64	7,7	25	3,0
Vestir	585	70,7	147	17,8	69	8,3	27	3,3
Sanitas	578	69,8	148	17,9	75	9,1	27	3,3
Tomar banho	572	69,1	151	18,2	76	9,2	29	3,5
Tosquia	566	68,4	166	20,0	69	8,3	27	3,3

n: número

Tabela 5: Distribuição das pontuações do Índice de Competência do Instituto Metropolitano de Gerontologia de Tóquio (TMIG-IC)

Variáveis	n	%
Capacidade de utilizar os transportes públicos	652	78,7
Possibilidade de comprar bens de primeira necessidade	675	81,5
Capacidade de preparar uma refeição	641	77,4
Capacidade de pagar facturas	607	73,3
Capacidade para tratar de questões bancárias	399	48,2
Capacidade de preencher formulários	626	75,6
Capacidade de ler jornais	246	29,7
Capacidade de ler livros ou revistas	341	41,2
Interesse por programas de televisão ou artigos noticiosos sobre assuntos relacionados com a saúde	686	82,9
Possibilidade de visitar os próprios amigos	607	73,3
Capacidade de aconselhar os familiares e amigos que lhe fazem confidências	608	73,4
Possibilidade de visitar alguém no hospital	546	65,9
Capacidade de iniciar uma conversa com pessoas mais jovens	527	63,6

n: número

Tabela 6: Estado de incapacidade funcional dos participantes

Variáveis	n	%
Actividades da vida diária (ADL)		
Baixa capacidade	205	24,8
Capacidade média	325	39,3
Capacidade elevada	298	36,0

ADL instrumental (TIMIG-IC)		
Baixa capacidade	414	50,0
Capacidade elevada	414	50,0

n: número

Quadro 7: Distribuição das fontes de apoio social

Variáveis			Nunca		Em algum momento		Sempre	
	Média	SD	n	%	n	%	n	%
Subescala de apoio à família	5,51	2,24						
A minha família tenta realmente ajudar-me			57	6,9	363	43,8	408	49,3
Recebo a ajuda e o apoio emocional de que necessito da minha família			63	7,6	339	40,9	426	51,4
Posso falar dos meus problemas com a minha família			98	11,8	393	47,5	337	40,7
A minha família está disposta a ajudar-me a tomar decisões			71	8,6	399	48,1	358	43,2
Subescala de apoio dos amigos	3,38	2,32						
Os meus amigos tentam mesmo ajudar-me			224	27,1	468	56,5	136	16,4
Posso contar com os meus amigos quando as coisas correm mal			335	40,5	362	43,7	131	15,8
Tenho amigos com quem posso partilhar as minhas alegrias e tristezas			210	25,4	481	58,1	137	16,5
Posso falar dos meus problemas com os meus amigos			265	31,6	452	54,6	114	13,8
Subescala de apoio de outra pessoa significativa	4,61	1,57						
Existe uma pessoa especial que está por perto quando estou a precisar			134	16,2	497	60,1	197	23,8
Há uma pessoa especial com quem posso partilhar as minhas alegrias e tristezas			95	11,5	354	42,8	379	45,8
Tenho uma pessoa especial que é uma verdadeira fonte de conforto para mim			64	7,7	569	68,7	195	23,6
Há uma pessoa especial na minha vida que se preocupa com os meus sentimentos			116	14,1	576	69,6	136	16,4

DP: desvio padrão; n: número

Tabela 8: Distribuição das pontuações dos sintomas depressivos

Variáveis	Média	SD	Em nenhum momento		Um pouco do tempo		Moderado do tempo		A toda a hora	
			n	%	n	%	n	%	n	%
Incomodaram-me coisas que normalmente não me incomodam	0,88	0,98	384	46,4	219	26,4	160	19,3	65	7,9
Não me apetecia comer; o meu apetite era fraco.	1,1	1,08	335	40,5	190	22,9	190	22,9	113	13,6
Sentia que não conseguia livrar-me da tristeza, mesmo com a ajuda da minha família ou dos meus amigos.	0,72	0,9	427	51,6	237	28,6	118	14,3	46	5,6
Tinha dificuldade em concentrar-me no que estava a fazer.	0,83	1,04	433	52,3	187	22,6	117	14,1	91	11,0
Senti-me deprimido	0,86	0,97	389	40,7	216	26,1	165	19,9	58	7,0
Sentia que tudo o que fazia era um esforço	0,82	1,01	406	49,0	236	28,5	96	11,6	90	10,5
Senti-me esperançado em relação ao futuro	1,11	0,79	209	25,2	306	37,0	313	37,8	0	0,0
Pensei que a minha vida tinha sido um fracasso	0,73	0,92	407	49,2	264	31,9	101	12,2	56	6,8
Senti medo	0,33	0,71	648	78,3	107	12,9	49	5,9	24	2,9
O meu sono era agitado	1,69	1,16	178	21,5	170	20,5	199	24,0	281	33,9
Eu estava feliz	1,23	1,01	221	26,7	288	34,8	209	25,2	110	13,3
Falei menos do que o habitual	0,8	0,92	372	44,9	276	33,3	129	15,6	51	6,2
Senti-me só	0,62	0,97	479	57,9	197	23,8	96	11,6	55	6,6
As pessoas eram antipáticas	0,34	0,7	529	71,5	162	19,6	57	6,9	17	2,1
Gostei da vida	0,7	0,82	396	47,8	234	28,3	197	23,8	1	0,1
Tive crises de choro	0,41	0,76	601	72,6	131	15,8	74	8,9	22	2,7
Senti-me triste	0,84	0,95	330	39,9	286	34,5	151	18,2	61	7,4
Senti que as pessoas não gostam de mim	0,35	0,65	584	70,5	188	22,7	42	5,1	14	1,7
Não consegui "ir"	0,56	0,86	508	61,4	189	22,8	94	11,4	37	4,5

DP: desvio padrão; n: número

Quadro 9: Associação do apoio social e dos sintomas depressivos com o estado civil

Tipo de apoio (pontuação)	n	%	Casado	Não casado	valor de p
Apoio à família					
Baixo (0-5)	398	48,1	314	84	<0.001*
Elevado (6-8)	430	51,9	379	51	
Apoio aos amigos	374	45,2	280	94	<0.001*

Baixo (0-3)					
Elevado (4-8)	454	54,8	413	41	
Apoio da outra pessoa significativa					<0.001*
Baixo (0-4)	389	47,0	303	86	
Elevado (5-8)	439	53,0	390	49	
Apoio social total					<0.001*
Baixo (0-13)	416	50,2	323	93	
Elevado (14-24)	412	49,8	370	42	
Sintomas depressivos Média (DP)			14.02 (8.02)	22.54(11.37)	<0.001**

n: número; *: Teste do qui-quadrado; **: Teste t

Tabela 10: Associação bivariada entre sintomas depressivos e factores sociodemográficos

Variáveis	Coeficiente	SE	valor de p
Idade			
≤70	-		
>70	-0,35	0,64	0,59
Estado civil			
Não casado	-		
Casado	-8,52	0,81	<0.001
Nível de educação			
Escola primária	-		
Escola secundária	-1,62	0,78	0,038
Ensino secundário	-1,54	1,07	0,151
Licenciatura ou superior	-4,21	1,23	0,001
Situação atual do trabalho			
Não	-		
Sim	-2,96	0,71	<0.001
Rendimento			
Mais de 3 milhões de VND	-		
Menos de 1 milhão de VND	11,51	0,93	<0.001
Um a menos de 2 milhões de VND	8,14	0,94	<0.001
Dois a menos de 3 milhões de VND	3,76	1,11	<0.001

SE: erro padrão; VND: dong do Vietname

Tabela 11: Associação bivariada entre sintomas depressivos e estado de doença crónica, caraterísticas relacionadas com a guerra, incapacidade funcional e apoio social

Variáveis	Coeficiente	SE	valor de p
Doença crónica			
Não	-		
Sim	6,48	0,84	<0.001
Ferida de guerra			
Não	-		
Sim	5,71	0,72	<0.001
Perda do historial familiar/amigo			
Não	-		
Sim	0,95	0,66	0,148
Actividades da vida diária (ADL)			
Baixa capacidade	-		
Capacidade média	-9,14	0,72	<0.001
Capacidade elevada	-11,48	0,73	<0.001
ADL instrumental (TMIG-IC)			
Baixa capacidade	-		
Capacidade elevada	-6,03	0,60	<0.001
Apoio à família			
Pouco apoio	-		
Apoio elevado	-6,06	0,61	<0.001
Apoio aos amigos			
Pouco apoio	-		
Apoio elevado	-4,81	0,62	<0.001
Apoio da outra pessoa significativa			
Pouco apoio	-		
Apoio elevado	-4,12	0,63	<0.001
Apoio social total			
Pouco apoio	-		
Apoio elevado	-7,32	0,59	<0.001

SE: erro padrão; ADL: Atividade da vida diária; TMIG-IC: Atividade intrumental da vida diária

Quadro 12: Análise de regressão linear múltipla dos sintomas depressivos e do apoio social total

Variáveis	Coeficiente	SE	valor de p
Idade			
≤70	-		

>70	-2,54	0,51	<0.001
Estado civil			
Não casado	-		
Casado	-4,50	0,66	<0.001
Nível de educação			
Escola primária	-		
Escola secundária	0,03	0,59	0,959
Ensino secundário	0,05	0,82	0,955
Licenciatura ou superior	0,04	0,95	0,97
Situação atual do trabalho			
Não	-		
Sim	-2,12	0,54	<0.001
Rendimento			
> 3 milhões de VND	-		
< 1 milhão de VND	6,65	0,83	<0.001
1- < 2 milhões de VND	4,50	0,80	<0.001
2 - < 3milhões de VND	2,64	0,90	<0.001
Estado da doença crónica			
Não	-		
Sim	1,51	0,68	0,025
Ferida na história da guerra			
Não	-		
Sim	2,18	0,61	<0.001
Perda de um familiar/amigo			
Não	-		
Sim	0,22	0,48	0,655
ADL			
Baixa capacidade	-		
Capacidade média	-5,23	0,65	<0.001
Capacidade elevada	-7,04	0,69	<0.001
TMIG-IC			
Baixa capacidade	-		
Capacidade elevada	-2,41	0,54	<0.001
Apoio social total			
Pouco apoio	-		
Apoio elevado	-3,54	0,50	<0.001

SE: erro padrão; VND: dong do Vietname; ADL: atividade da vida diária; TMIG-IC: ADL instrumental; F (16,811) = 48,59; Adj R-quadrado = 0,48.

Quadro 13: Análise de regressão linear múltipla dos sintomas depressivos e das três fontes de apoio social

Variáveis	Coeficiente	SE	valor de p
Idade			
≤70	-		
>70	-2,43	0,52	<0.001
Estado civil			
Não casado	-		
Casado	-4,48	0,68	<0.001
Nível de educação			
Escola primária	-		
Escola secundária	0,05	0,60	0,939
Ensino secundário	0,01	0,84	0,985
Licenciatura ou superior	0,13	0,97	0,891
Situação atual do trabalho			
Não	-		
Sim	-2,11	0,55	<0.001
Rendimento			
Mais de 3 milhões de VND	-		
Menos de 1 milhão de VND	6,69	0,85	<0.001
1 - < 2 milhões de VND	4,67	0,81	<0.001
2 - < 3milhões de VND	2,54	0,91	0,005
Estado da doença crónica			
Não	-		
Sim	1,63	0,69	0,018
Ferida na história da guerra			
Não	-		
Sim	2,37	0,62	0,001
Perda de um familiar/amigo			
Não	-		
Sim	0,20	0,49	0,681
ADL			
Baixa capacidade	-		
Capacidade média	-5,40	0,66	<0.001
Capacidade superior	-7,17	0,70	<0.001

TMIG- IC			
Baixa capacidade	-		
Capacidade superior	-2,46	0,55	<0.001
Apoio à família			
Pouco apoio	-		
Apoio elevado	-1,77	0,55	0,001
Apoio aos amigos			
Pouco apoio	-		
Apoio elevado	-0,91	0,53	0,089
Apoio da outra pessoa significativa			
Pouco apoio	-		
Apoio elevado	-0,74	0,54	0,175

SE: erro padrão; ADL: atividade da vida diária; TIMG-IC: ADL instrumental; F (18, 809) = 40,62; R-quadrado: 0.46

Quadro 14: Análise de regressão linear múltipla dos sintomas depressivos e do apoio social total, estratificada por estado civil

Variáveis	Casado (n=693)			Não casados (n=135)		
	Coeficiente	SE	valor de p	Coeficiente	SE	valor de p
Idade						
≤70	-			-		
>70	-2,76	0,51	<0.001	-1,41	1,85	0,445
Nível de educação						
Escola primária	-			-		
Escola secundária	-0,01	0,60	0,982	0,79	1,86	0,672
Ensino secundário	0,11	0,82	0,895	1,47	2,93	0,616
Licenciatura ou superior	-0,17	0,94	0,855	2,61	3,40	0,442
Situação atual do trabalho						
Não	-			-		
Sim	-1,82	0,53	0,001	-3,41	2,07	0,102
Rendimento						
> 3 milhões de VND	-			-		
<1 milhão de VND	6,97	0,81	<0.001	2,97	3,26	0,364
1 - < 2 milhões de VND	5,21	0,77	<0.001	-2,16	3,39	0,526
2 - < 3milhões de VND	2,47	0,86	0,004	1,40	4,07	0,731
Estado da doença crónica						
Não	-			-		
Sim	1,30	0,63	0,038	6,32	4,94	0,203

Ferida na história da guerra						
Não	-			-		
Sim	1,30	0,60	0,031	7,54	2,09	<0.001
Perda de um familiar/amigo						
Não				-		
Sim	0,35	0,48	0,459	4,01	1,74	0,023
ADL						
Baixa capacidade	-			-		
Capacidade média	-5,35	0,66	<0.001	-3,67	2,07	0,079
Capacidade elevada	-7,31	0,70	<0.001	-4,90	2,21	0,029
TMIG-IC						
Baixa capacidade	-			-		
Capacidade elevada	-2,01	0,52	<0.001	-3,57	1,93	0,068
Apoio social total						
Pouco apoio	-			-		
Apoio elevado	-3,17	0,49	<0.001	-7,83	1,92	<0.001

n: número; SE: erro padrão; VND: dong vietnamita; AVD: atividade da vida diária; TMIG-IC: AVD instrumental; Casados: F(15, 677) = 37,33; Adj R-quadrado = 0,44; Não casados: F(15, 119) = 6,74; Adj R-quadrado = 0,39

Quadro 15: Análise de regressão linear múltipla de sintomas depressivos e fontes específicas de apoio social, estratificada por estado civil

Variáveis	Casado (n=693)			Não casados (n=135)		
	Coeficiente	SE	valor de p	Coeficiente	SE	valor de p
Idade						
≤70	-			-		
>70	-2,56	0,52	<0.001	-1,40	1,83	0,447
Nível de escolaridade						
Escola primária	-					
Escola secundária	-0,07	0,60	0,904	- 1,01	1,91	0,545
Ensino secundário	0,18	0,83	0,824	0,53	2,90	0,856
Licenciatura ou superior	0,23	0,96	0,813	0,07	3,35	0,983
Situação atual do trabalho						
Não	-			-		
Sim	-1,79	0,53	0,001	-4,64	2,07	0,027
Rendimento						
> 3 milhões de VND	-			-		
< 1 milhão de VND	7,09	0,83	<0.001	5,22	3,34	0,122

1 -< 2 milhões de VND	5,36	0,78	<0.001	1,11	3,42	0,745
2-< 3milhões de VND	2,52	0,87	0,004	1,88	4,07	0,644
Estado da doença crónica						
Não	-			-		
Sim	1,41	0,63	0,026	4,61	4,98	0,356
Ferida na história da guerra						
Não	-			-		
Sim	1,57	0,61	0,010	6,90	2,07	0,001
Perda de um familiar/amigo						
Não	-			-		
Sim	0,35	0,48	0,471	-4,00	1,74	0,023
ADL						
Baixa capacidade	-			-		
Capacidade média	-5,51	0,67	<0.001	-3,59	2,06	0,085
Capacidade elevada	-7,23	0,71	<0.001	-5,57	2,17	0,012
TMIG-IC						
Baixa capacidade	-			-		
Capacidade elevada	-2,09	0,53	<0.001	-5,26	1,93	0,007
Apoio à família						
Pouco apoio	-			-		
Apoio elevado	-2,31	0,55	<0.001	-0,48	1,93	0,804
Apoio aos amigos						
Pouco apoio	-			-		
Apoio elevado	-0,04	0,53	0,924	-6,98	1,83	<0.001
Apoio da outra pessoa significativa						
Pouco apoio	-			-		
Apoio elevado	-0,37	0,54	0,490	-1,98	1,92	0,305

n: número; SE: erro padrão; VND: dong vietnamita; AVD: atividade da vida diária; TMIG-IC: AVD instrumental; Casados: $F(17, 675) = 31{,}17$; Adj R-quadrado = 0,43; Não casados: $F(17, 117) = 6{,}26$; Adj R-quadrado = 0,40

CAPÍTULO 5. AGRADECIMENTOS

Antes de mais, gostaria de expressar a minha fiel gratidão ao Professor Masamine Jimba do Departamento de Saúde Comunitária e Global pela sua inestimável orientação e supervisão, e ao Dr. Krishna C. Poudel pelos seus valiosos comentários, inspiração e apoio ao longo deste estudo.

Agradeço sinceramente o apoio dado a este estudo pelo Professor Pham Ngoc Khai, Vice-Presidente da Thaibinh Medical University, Vietname. Sem o seu apoio, esta investigação teria sido uma tarefa impossível.

A minha sincera gratidão vai também para o Dr. Vu Phong Tuc, Professor Sénior da Faculdade de Saúde Pública da Universidade Médica de Thaibinh, por me ter motivado a realizar o estudo entre os veteranos militares idosos e por me ter dado o apoio necessário ao longo deste estudo.

Agradeço igualmente a todos os chefes dos centros de saúde comunitários, aos chefes dos grupos de veteranos militares e a todos os veteranos militares idosos da província de Thaibinh, no Vietname, que participaram neste estudo sem qualquer hesitação.

Os meus sinceros agradecimentos vão também para a Dra. Keiko Otsuka, a Dra. Kayako Sakisaka, as secretárias e os meus colegas dos Departamentos de Saúde Comunitária e Global pelo seu amável apoio durante este estudo. Um agradecimento especial à minha família, aos meus filhos e aos meus amigos que sempre me deram um apoio ilimitado e caloroso.

REFERÊNCIAS

1. Barrett TW, Mizer JS. Combat level and social support in the development of posttraumatic stress disorder in Vietnam veterans. *Behav Modif;* 12 (1): 100-115; 1988.

2. Berkman LF. The assessment of social networks and social support in the elderly. *J Am Geriatr Soc; 31,* 743-749. 1983.

3. Boman B. Combat stress, post-traumatic stress disorder, and associated psychiatric disturbance. *Psicossomática;* 27: 567-573; 1986.

4. Boyle SH, Surwit RS, Georgiades A, Brummett BH, Helms MJ, Williams RB, Barefoot JC. Depressive Symptoms, Race, and Glucose Concentrations: the role of cortisol as mediator. *Diabetes Care;* 30 (10):2484-2488; 2007.

5. Boudewyns PA, Wood MG, Hyer L, Albrecht JW. PTSD crónico relacionado com combate e abuso de substâncias concomitante: implicações para o tratamento deste "duplo diagnóstico" frequente. *J Trauma Stress;* 4: 533-548; 1991.

6. Brinson T, Treanor V. The VVA Veteran. A voz oficial dos Veteranos do Vietname da América, Inc. Uma organização criada pelo Congresso dos EUA. Destaque: Vietnam Veterans and Alcoholism. http://www.vva.org/archive/The Veteran/2005_03/feature_alcoholism.htm. (Acessado em 28 de março de 2010).

7. Britton PC, Bossarte RM, Lu N, et al. Prevalência, correlações e perfis de sintomas de depressão entre homens com história de serviço militar. *Soc Psychiatry Psychiatr Epidemiol.* 2010 Jul 23. [Epub ahead of print]

8. Brooks MS, Laditka SB, Laditka JN. Long-term effects of military service on mental health among veterans of the Vietnam War era. *Mil Med;* 173(6):570-5; 2 008.

9. Bruce ML. Psychosocial risk factors for depressive disorders in late life. *Biol Psychiatry;* 52 (3): 175-184; 2002.

10. Byles JE, Harris MA, Nair BR, Butler J. Preventive health programs for older Autralians. *Health Promot J Australia*; 6(2): 37-43; 1996.

11. Canty-Mitchel J, Jimet GD. Propriedades psicométricas da escala multidimensional de perceção de apoio social em adolescentes urbanos. *Am J Community Psychol;* 28: 391-400; 2000.

12. Estudo sobre a experiência do Vietname do Centro de Controlo de Doenças. Estado de saúde dos veteranos do Vietname. I. Caraterísticas psicológicas. *J Am Med Assoc*; 259: 2701-2707; 1988.

13. Chou KL, Chi I. Social support and depression among elderly Chinese people in Hongkong. *Int J Aging Hum Dev;* 52(3): 231-252; 2001.

14. Chung ML, Lennie TA, Riegel B, et al. O estado civil como fator de previsão independente da sobrevivência livre de eventos em doentes com insuficiência cardíaca. *Am J Crit Care*;18:562-570; 2 009.

15. Cole GM, Dendukuri N. Risk Factors for Depression Among Elderly Community

Subjects: A Systematic Review and Meta-Analysis. *Am J Psychiatry;* 160:11471156; 2003.

16. Cowgill, Donald O. 1986. Aging Around the World. Belmont: Wadsworth. E Holmes LD. "Ageing and Modernization." in Carver V etal. eds. An Ageing Population: The Open University Press. 1978.

17. Cristensen, K., Doblhammer, G., Rau, R., & Vaupel, J. W. Ageing populations: the challenges ahead. *Lancet,* 374:1196-1208; 2009.

18. Cuong BT, Anh TS, Goodkind D, Knodel J. Friedman J. Vietnamese Elderly amidst Transformations of Social Welfare Policy. Relatório de investigação n.º 99-436, Centro de Estudos da População, Universidade de Michigan; 1999.

19. Eisen SA, Goldberg J, True WR, et al. A co-twin study of the effects of the Vietnam War on self-reported physical health of veterans. *Am J Epidemiol*; 134(1):49-58; 1991.

20. Eker D, Arkar H, Yaldiz H. Generalidade das fontes de apoio e propriedades psicométricas de uma escala de perceção de apoio social na Turquia. *Soc Psychiatry Psychiatr Epidemiol;* 35: 228-233; 2000.

21. Elder GH Jr, Clipp EC. Combat experience and emotional health: impairment and resilience in later life. *J Pers*; 57: 311-341; 1989.

22. Engdahl BE, Page WF, Miller TW. Age, education, maltreatment, and social support as predictors of chronic depression in former prisoners of war. *Soc Psychiatry Psychiatr Epidemiol; 26(2):* 63-67;1991.

23. Ficker LJ, MacNeill SE, Adam L, Bank, Peter AL. Cognition and Perceived Social Support Among Live-Alone Urban Elders (Cognição e apoio social percebido entre idosos urbanos que vivem sós). *J Appl Gerontol;* 21: 437-451; 2 002.

24. Fischer VJ. Combat expose and the etiology of post discharge abuse problems among Vietnam veterans. *J Traumatic Stress;* 4: 251-278; 1991.

25. Flannery RB Jr. Social support and psychological trauma: a methodological review. *J Traumatic Stress;* 3: 593-611; 1990.

26. Friedman J, Knodel J, Cuong BT, Anh TS. Gender and Intergenerational Exchange in Vietnam. PSC Research Report No.02-529, Centro de Estudos Populacionais (PSC), Universidade de Michigan; 2002.

27. Ganatra HA, Zafar SN, Qidwai W, Rozi S. Prevalência e factores de risco de depressão numa população idosa do Paquistão. *Aging Ment Health*; 12: 349356; 2008.

28. Serviço Geral de Estatística 2006. Resultados do inquérito sobre o nível de vida dos agregados familiares no Vietname em 2006. Editora de estatísticas. Hanói, Vietname; 2006.

29. Serviço Geral de Estatística 2009. Resultados do inquérito sobre o nível de vida dos agregados familiares no Vietname em 2006. Editora de estatísticas. Hanói, Vietname, 2009.

30. Giang TL, Pfau WD. A população idosa no Vietname durante a transformação económica: uma visão geral. Fórum de Desenvolvimento do Vietname. 1: 185-210; 2007.

31. Gove WR, Hughes M, Style CB. Does marriage have positive effects on the psychological Well-Being of the Individual? *J Health Soc Behav;* 24 (2):122-131; 1983.

32. Grundy E, Murphy M. Marital Status and Family Support for the Oldest-Old in Great Britain (Estado civil e apoio familiar para os idosos na Grã-Bretanha). In book: Human Longevity, Individual Life Duration, and the Growth of the Oldest-Old Population. International Studies in Population; 4(5): 415-436; 2006.

33. Harry G. Summers Jr. Almanaque da Guerra do Vietname. Nova Iorque: Facts on File Publications; p. 113; 1985.

34. Hofmann SG, Litz BT, e Weathers FW. Social anxiety, depression, and PTSD in Vietnam veterans. *J Anxiety Disorder;* 17(5): 573-582; 2003.

35. Horowitz MJ, Stinson C. Síndromes de resposta ao stress: Caraterísticas de personalidade relacionadas com respostas neuróticas a acontecimentos. *Curr Opin Psychol; 7:*144-149;1994.

36. Hsu HC, Lew-Ting CY, Wu SC. Age, period, and cohort effects on the attitude towards supporting parents in Taiwan. *Gerontologist,* 41, 742-750; 2001.

37. Hunt N. The long term psychological consequences of war experience (As consequências psicológicas a longo prazo da experiência de guerra). *Psychol;* 10(8):357-360. 1997.

38. Hunt N, Robbins, I. Telling stories of the war: Aging veterans coping with their memories through narrative. *História Oral; 26 (2):* 57-64. 1998.

39. Hunt N, Robbins, I. Veteranos da Segunda Guerra Mundial, apoio social e associação de veteranos. *Aging Ment Health;* 5(2): 175-182; 2001.

40. Hunt N, Robbins I. The long term consequences of war: the experience of World War II. *Aging Ment Health;* 5(2): 183-190; 2001.

41. Ikin JF, McKenzie DP, Creamer MC, et al. War zone stress without direct combat: the Australian naval experience of the Gulf War. *J Trauma Stress*; 18(3):193-204; 2005.

42. Ikin JF, Sim MR, McKenzie DP, et al. Ansiedade, perturbação de stress pós-traumático e depressão nos veteranos da guerra da Coreia 50 anos após a guerra. *Br J Psychiatry*; 190(6):475-483; 2007.

43. Inaba A, Thoits PA, Ueno K, et al. Depression in the United States and Japan: gender, marital status, and SES patterns. *Soc Sci Med.*;61(11):2280-92; 2005.

44. Ismail K, Kent K, Brugha T, et al. The mental health of UK Gulf War veterans: phase 2 of a two phase cohort study. *BMJ;* 325(7364):576. 2002.

45. Jelinek MJ, Williams T. Post-traumatic stress disorder and substance abuse in

Vietnam combat veterans: Problemas de tratamento, estratégias e recomendações. *JSubst Abuse Treat;* 1(2): 87-97; 1984.

46. Julie EB, Nick H, Brendan G, et al. Development of a Depression Scale for Veterans and war widows (Desenvolvimento de uma escala de depressão para veteranos e viúvas de guerra). *Int J Behav Med*; 7(3): 256-270; 2000.

47. Kadushin M, Boulanger G. Legacies of Vietnam. Vol. 14: Center for Policy Research, Nova Iorque; 1981.

48. Keane TM, Gerardi RJ, Lyons JR, Wolfe J. The interrelationship of substance abuse and posttraumatic stress disorder: epidemiological and clinical considerations. *Recent Dev Alcohol.* 6: 27-48. 1998.

49. Kinder LS, Bradley KA, Katon WJ, et al. Depressão, perturbação de stress pós-traumático e mortalidade. *Psychosom Med;* 70 (1): 20-26; 2008.

50. King DW, King LA. Validity issues in research on Vietnam veteran adjustment. *Psychol Bull; 109(1):* 107-124; 1991.

51. Knodel J, Friedman J, Truong SA, Bui TC. Intergenerational Exchanges in Vietnam: Family Size, Sex Composition, and the Location of Children". *Population Studies;* 54 (1):89-104; 2000.

52. Koizumi Y, Awata S, Kuriyama S, et al. Associação entre apoio social e estado de depressão nos idosos: Results of a one-year community based prospective cohort study in Japan. *Psychiatry Clin Neurosci;* 59: 563-569; 2005.

53. Koyano W, Shibata H, Nakazato K, et al. Measurement of competence: reliability and validity of the TMIG Index of Competence. *Arch Gerontol Geriatr;* 13: 103116; 1991.

54. Krause N, Liang J, Yatomi N. Satisfaction with social support and depressive symptoms: A panel analysis. *Psychol Aging; 4*:88-97. 1989.

55. Lacoursiere R, Godflrey K, Ruby L. A neurose traumática na etiologia do alcoolismo: Combate no Vietname e outros traumas. *Am J Psychiatry;* 137: 966- 968; 1980.

56. Mancini AD, Bonanno GA. Marital closeness, functional disability, and adjustment in late life. *Psychol Aging;* 2: 600-610; 2006.

57. McFall ME, MacKay PW, Donovan DM. Combat-related posttraumatic stress disorder and severity of substance abuse in Vietnam veterans (Perturbação de stress pós-traumático relacionada com o combate e gravidade do abuso de substâncias em veteranos do Vietname). *J Studies Alcohol*; 53: 357-363; 1992.

58. Mette V, Lone R, Birthe LT, Christoffer J. Será que o estado civil e o contacto alterado com a rede social prevêem a sobrevivência do cancro colorrectal? *Eur J Cancer;* 42: 3022-3027; 2006.

59. Murata C, Kondo K, Hirai H, et al., Association between depression and socioeconomic status among community-dwelling elderly in Japan: the Aichi Gerontological Evaluation Study (AGES). *Health Place;* 14(3):406-14; 2008.

60. Ngo D, Tran TV, Gibbons JL, Oliver JM. Acculturation, Premigration Traumatic Experiences, and Depression Among Vietnamese Americans. *J Hum Behav Soc Environ;* 3: 225 - 242; 2001.

61. Novak M. Issues in aging: An introduction to gerontology. New York: Longman pg. 271.

62. Nussbaum JF. Friendship in older adulthood. In Hummert ML, Weimann JM, Nussbaumn JF (Eds.), Interpersonal communication in older adulthood; 209-225.Thousand Oaks, CA: Sage.1994.

63. O'Toole BI, Marshall RP, Grayson DA, et al. Estudo australiano sobre a saúde dos veteranos do Vietname. II. Self-reported health of veterans compared with the Australian population. *Int J Epidemiol.* ;25(3):319-330. 1996.

64. Oxman, T. E., & Berkman, L. F. Avaliação das relações sociais em pacientes idosos. *Int J Psychiatry Med; 20:* 65-84; 1990.

65. Phifer JF, Murrell SA: Factores etiológicos no aparecimento de sintomas depressivos em adultos mais velhos. *J Abnorm Psychol;* 1986; 95: 282-29.

66. Prezza M, Pacilli MG. Apoio social percebido de outras pessoas significativas, família e amigos e várias caraterísticas sociodemográficas. *J Community Appl Soc Psychol;* 12: 422-429; 2002.

67. Radloff, LS. A escala CES-D: Uma escala de depressão de auto-relato para investigação na população em geral. *Appl Psychol Meas;* 1: 385-401;1977.

68. Roberts RE, Shema SJ, Kaplan GA, Strawbridge WJ: Queixas de sono e depressão numa coorte de idosos: uma perspetiva prospetiva. *Am J Psychiatry;* 157:81-88; 2000.

69. Rook KS. Strains in older adults' friendships. Em Adams RG, Blieszner R (Eds.), Older adult friendship: Structure and process. Newbury Park, CA: Sage.1989.

70. Sara Arbert. Gender, marital status, and ageing: linking material, health, and social resources. *J Aging Stud;* 18(1): 91-108; 2004.

71. Shatan CF. Viver num fuso horário dividido: Trauma and therapy of Vietnam combat survivors. *Mind Hum Interaction, 8(2),* 205-223; 1997.

72. Shin JY, Nhan NV. Preditores do stress parental entre mães vietnamitas de crianças pequenas com e sem atraso cognitivo. *J Intellect Dev Disabil;* 34:1726; 2009.

73. Silverstein M, Bengston VL. Does intergenerational social support influence the psychological well-being of older parents? The contingencies of declining health and widowhood (As contingências do declínio da saúde e da viuvez). Soc Sci Med; 38: 943-957; 1994.

74. Sinclair I, Crosbie D, O'Connor P, Stanforth L, Vickery A. Bridging two worlds: social work and the elderly living alone. Avebury, Reino Unido: Gower. 1988.

75. Smarr KL. Measures of Depression and Depressive Symptoms (Medidas de Depressão e Sintomas Depressivos). *Arthritis Rheum (Arthritis Care Research);* 49(5):134-146; 2003.

76. Solomon Z. Somatic complaints, stress reaction, and posttraumatic stress disorder: a three-year follow-up study. *Behav* Med; 14(4):179-185; 1988.

77. Solomon Z, Margalit C, Waysman M, Bleich A. In the shadow of the Gulf War: Psychological distress, social support and coping among Israeli soldiers in a high risk area. *Israeli J Med Sciences;* 27: (11-12), 687-695, 2003.

78. Solomon Z, Mikulincer M, Flum H. The implications of life events and social integration in the course of combat-related post-traumatic stress disorder. *Soc Psychiatry Psychiatr Epidemiol*; 24: 41-48; 1989.

79. Stanley MA, Beck JG, Zebb BJ. Propriedades psicométricas do MSPSS em adultos mais velhos. *AgingMent Health;* 2(3): 186-193; 1998.

80. Taqui AM, Itrat A, Qidwai W, Qadri Z. Depressão nos idosos: O sistema familiar desempenha algum papel? A cross- sectional study. *BMC Psychiatry*; 7:57; 2007.

81. Thach PN, Khang H. História da Guerra do Vietname (1954-1975). National Political Publisher. Hanói; 8: 436. (Em vietnamita); 2008.

82. Thanh DD, Minh TT, Wilson JP, Slane S. Posttraumatic stress disorder among Vietnamese war veterans living in Vietnam. Conferência científica internacional: "Victims of Agent Orange/Dioxin in Vietnam - The Expectations" Hanói, 2006.

83. Thanh VT, Victor M, Vitor TD Nguyen. Relação não linear entre o tempo de residência e a depressão numa amostra comunitária de vietnamitas americanos. *Int JSoc Psychiatry;* 53: 85; 2007.

84. Tran TV, Ngo D, Conway K. A cross-cultural measure of depression symptoms among Vietnamese Americans (Instrumental development). *Soc Work;* 27: 56-64; 2 003.

85. Truong SA, Bui TC, Goodkind D, Knodel J. Living arrangements, patrilinelity, and sources of support among elderly Vietnamese". *Asia Pac Popul J*;12 (4): 69-88; 1997.

86. Turner RJ, Marino F. Social support and social structure: A descriptive epidemiology. *J Health Soc Behav, 3;* 193-212; 1994.

87. Turvey CL, Carney C, Arndt S, Wallace RB, Herzog R. Conjugal loss and syndromal depression in a sample of elders aged 70 years or older. *Am J Psychiatry*; 156(10):1596-1601; 1999.

88. Unwin C, Blatchley N, Coker W, et al. Health of UK servicemen who served in Persian Gulf War. *Lancet;* 353: 169-178; 1999.

89. Nações Unidas, Departamento de Assuntos Económicos e Sociais, Divisão da População, World Population Prospects: Resumo do país: Vietname. Nova Iorque, 2009. http://data.un.org/Data.aspx?q=viet+nam&d=PopDiv&f=variableID%3A68%3BcrID %3A704. (Acedido em 10 de fevereiro de 2010).

90. Wada T, Ishine M, Sakagami T, et al. Depressão, actividades da vida diária e qualidade de vida de idosos residentes na comunidade em três países asiáticos:

Indonésia, Vietname e Japão. *Arch Gerontol Geriatr;* 271-280; 2005.

91. Walter G, Micahel H, Carolyn BS. Does married have positive effects on the psychological well-being of the individual? *J Health Soc Behav*; 24: 122-131; 1983.

92. Wang SYZ. Assistive Technologies as aids to family caregivers in Taiwan. Capítulo a publicar em Intelligent Technologies for the Aged: The Grey Digital Divide. Soar J, Swindell R, Tsang T; 2010.

93. Wenger GC. A rede de apoio: Coping with old age. Allen and Unwin, Londres. 1984.

94. Wenger GC, Davies R, Shahtamasebi S, Scott A. Social isolation and loneliness in old age: Review and model refinement. *Ageing Soc;* 16, 333-58; 1996.

95. Yang KS. Teorias e investigação sobre a personalidade chinesa: Uma abordagem indígena. Em HSR Kao & D Sinha (Eds.), Asian Perspectives on Psychology (pp. 236-262). Thousand Oaks, CA: Sage; 1997.

96. You KS, Lee H. The physical, mental, and emotional health of older people who are living alone or with family. *Arch Psychiatr Nurs*; 20: 193-201; 2006.

97. Zimet GD, Dahlem NW, Zimet SG, Farley GK. The multidimensional scale of perceived social support. *J Pers Assess;* 52: 30-41; 1988.

98. Ziscok S, Shuchter SR, Sledge PA, Paulus M, Judd LL. The spectrum of depressive phenomena after spousal bereavement (O espetro dos fenómenos depressivos após o luto do cônjuge). *J Clin Psychiatry;* 55(S):29-36; 1994.

Questionário

Nome do participante: ....

Número de identificação pessoal do participante: ....

Comuna .... Distrito: .... Thaibinh, Vietname

Data da entrevista:......./........../2010

Nome do entrevistador: ....

Parte I. Informações gerais

1. **Que idade tens? ....** anos?

2. **Qual é o seu estado civil?**

1. Solteiro 2. Casado 3. Separado/Divórcio 4. Viúvo(a)

3. **Qual é o seu nível de escolaridade?**

1. Analfabetos 2. Alfabetizados 3. Ensino primário

4. Escola secundária 5. Ensino secundário 6. Ensino superior

4. Trabalha atualmente a dinheiro ou em espécie?

1.Sim 2. Não *(passar à pergunta 6)*

5. Que tipo de trabalho faz atualmente?

1. Empresário 2. Professor 3. Agricultor

4. Salário diário ou carregador 5. Outro (especificar)

6. Qual é a sua profissão anterior?

1. Empresário 2. Professor 3. Agricultor

4. Salário diário ou carregador 5. Outro (especificar): ....

7. Qual é a sua principal fonte de rendimento atualmente? *(Pode dar mais do que uma resposta):*

1. Pensão 2. Rendimentos de investimentos 3. Negócio 4. Salário

5. Salário diário 6. Remessa 7. Outro (especificado): ....

8. Qual é o seu rendimento mensal (em moeda vietnamita)?

1. Menos de 1 milhão 2. Um a dois milhões

3. Dois a três milhões 4. Mais de 3 milhões

9. Quantos membros da família vivem atualmente consigo (incluindo o próprio)?

1. O próprio 2. Cônjuge 3. Filho(a)

4. Nora 5. Filha 6. Genro

5. Netos 8. Outro familiar 9. Outro (especificar): ....

Total: .... membros

10. Desde o mês passado, há quantos anos vive nesta zona (comunidade)?

1. Menos de 6 meses 2. De 6 meses a 1 ano

3. Um a 5 anos 4. Mais de 5 anos

11. Algum médico já lhe disse que tem algum tipo de doença crónica?

1. Sim2 . Não *(passar à pergunta 13)*

12. Número de doenças crónicas comunicadas: ....

1. Hipertensão arterial.	2. Doença cardíaca isquémica	3. Diabetes
4. Gota	5. Úlcera	6. doenças respiratórias
7. Cancro	8. Incontinência urinária	9. Incontinência fecal
10. Doença hepática	11. Dificuldade em ouvir	12. Catarata
13. Glaucoma	14. Artrite reumatoide	15. Aumento da próstata

16. Outros (especificar): ....

13. Está atualmente a tomar algum medicamento?

l.Sim 2. Não *(passar à pergunta 16)*

14. Qual é o nome do medicamento?

1. Não sei

2. Especificado:

....

....

15. O que é que o medicamento é suposto fazer, ou por que razão está a tomar esse medicamento?

1. Não sei 2. Anti-hipertensão 3. Anti-diabetes

4. Anti-inflamação 5. Medicamentos para as dores 6. Comprimidos para dormir

7. Anti-depressivo 8. Outros (especificar): ....

16. Sofreu algum ferimento durante a guerra?

l.Sim 2. Não *(passar à pergunta 23)*

17. Em caso afirmativo, em que parte do corpo? *(Pode ser mais do que uma resposta):*

1. Cabeça 2. Tórax 3. Abdómen

4. Membro superior 5. Membro inferior 6. Outro (especificado): ....

18. Teve recentemente dores devido à ferida?

l.Sim 2. Não *(passar à pergunta 23)*

19. Com que frequência tem dores devido à ferida?

1. Todos os meses 2. De dois em dois ou de três em três meses 3. Em cada estação específica

4. Todos os anos 5. Outro (especificar): ....

20. Qual a duração de cada episódio de dor?

1. Vários dias 2. Uma semana 3. Duas a três semanas

4. Um mês 5. Outro (especificar): ....

21. A dor interferiu com a sua energia, humor, sono ou relação com outras pessoas?

1. Em nenhum momento 2. Um pouco de cada vez 3. Algumas vezes

4. A maior parte do tempo 5. Todo o tempo

22. Tomou recentemente medicamentos para as dores em cada episódio de dor?

1. nenhum momento 2. Um pouco de cada vez 3. Algumas vezes

4. a maior parte do tempo 5. Sempre

23. Perdeu algum familiar ou amigo durante o tempo de guerra? *(Pode ser mais do que uma resposta):*

1. Não 2. Pai 3. Cônjuge

4. Irmãos 5. Crianças 6. Outros parentes

6. Amigo Total: .... pessoas.

Parte II. Incapacidade funcional

Gostaria de lhe perguntar sobre algumas das actividades instrumentais/da vida diária, coisas que precisamos de fazer no nosso dia a dia. Gostaria de saber se consegue fazer estas actividades sem qualquer ajuda, se precisa de alguma ajuda para as fazer ou se não as consegue fazer de todo.

<u>Actividades da vida diária (ADL)</u>

Função	Completamente independente	Preciso de ajuda	A precisar de muita ajuda	Totalmente dependente
24. Caminhada				
25. subir e descer as escadas				
26. Alimentação				
27. Vestir				
28. Sanitas				

29. Tomar banho				
30. Preparação				

Actividades instrumentais da vida diária (AIVD)

(Índice de competência do Instituto Metropolitano de Gerontologia de Tóquio (TMIG-IC)). (Koyano W, 1991).

Responda sobre a sua capacidade de efetuar algumas tarefas diárias numa base de sim/não.

Três subníveis de competência:

	Sim	**Não**
Auto-manutenção instrumental (5 itens):		
31. Capacidade de utilizar os transportes públicos		
32. Capacidade de comprar bens de primeira necessidade		
33. Capacidade de preparar uma refeição		
34. Capacidade de pagar facturas		
35. Capacidade para tratar de questões bancárias		
Actividades intelectuais (4 itens):		
36. Capacidade de preencher formulários		
37. Capacidade de ler jornais		
38. Capacidade de ler livros ou revistas		
39. Interesse em programas de televisão ou artigos noticiosos sobre assuntos relacionados com a saúde		
Papel social (4 itens):		

40. Capacidade de visitar os próprios amigos		
41. Capacidade de aconselhar os familiares e amigos que lhe fazem confidências		
42. Possibilidade de visitar alguém no hospital		
43. Capacidade de iniciar uma conversa com pessoas mais jovens		

Parte III. Apoio social

Escala multidimensional de apoio social percebido (MSPSS)

(Zimet GD, Dahlem NW, Zimet SG, Farley GK, 1988)

Estou interessado em saber o que pensa sobre as seguintes afirmações. Por favor, escolha a resposta que melhor se adapta a si para cada uma das afirmações abaixo:

Faça um círculo em torno do "1" se discordar muito fortemente

Faça um círculo em torno do "2" se discordar totalmente

Faça um círculo à volta do "3" se discordar ligeiramente

Faça um círculo à volta do "4" se for Neutro

Faça um círculo em torno do "5" se concordar ligeiramente

Faça um círculo em torno do "6" se concordar totalmente

Faça um círculo em torno do "7" se concordar muito fortemente

44. Há uma pessoa especial que está por perto quando estou a precisar.

1 2 3 4 5 6 7

45. Há uma pessoa especial com quem posso partilhar as minhas alegrias e tristezas.

1 2 3 4 5 6 7

46. A minha família tenta realmente ajudar-me.

1 2 3 4 5 6 7

47. A minha família ajuda-me emocionalmente e dá-me o apoio de que preciso.

1 2 3 4 5 6 7

48. Tenho uma pessoa especial que é uma verdadeira fonte de conforto para mim.

1 2 3 4 5 6 7

49. Os meus amigos tentam mesmo ajudar-me.

1 2 3 4 5 6 7

50. Posso contar com os meus amigos quando as coisas correm mal.

1 2 3 4 5 6 7

51. Posso falar dos meus problemas com a minha família.

1 2 3 4 5 6 7

52. Tenho amigos com quem posso partilhar as minhas alegrias e tristezas.

1 2 3 4 5 6 7

53. Há uma pessoa especial na minha vida que se preocupa com os meus sentimentos.

1 2 3 4 5 6 7

54. A minha família está disposta a ajudar-me a tomar decisões.

1 2 3 4 5 6 7

55. Posso falar dos meus problemas com os meus amigos.

1 2 3 4 5 6 7

Inquérito de apoio social do Medical Outcomes Study (MOS Social support survey) (Sherbourne CD, Stewart AL, 1991)

Com que frequência é que cada um dos seguintes tipos de apoio está disponível para si, caso necessite?

A. Apoio emocional/informativo (8 itens):

56. Alguém com quem pode contar para o ouvir quando quer falar

1. Em nenhum momento 2. Um pouco do tempo 3. Em parte do tempo

4. A maior parte do tempo 5. Todo o tempo

57. Alguém que lhe dá informações para o ajudar a compreender uma situação

1. Em nenhum momento 2. Um pouco do tempo 3. Em parte do tempo

4. A maior parte do tempo 5. Todo o tempo

58. Alguém que lhe dê bons conselhos sobre uma crise

1. Em nenhum momento 2. Um pouco do tempo 3. Em parte do tempo

4. A maior parte do tempo 5. Todo o tempo

59. Alguém a quem confiar ou com quem falar sobre os seus problemas

1. Em nenhum momento 2. Um pouco do tempo 3. Em parte do tempo

4. A maior parte do tempo 5. Todo o tempo

60. Alguém cujo conselho é realmente importante para si

1. Em nenhum momento 2. Um pouco do tempo 3. Em parte do tempo
4. A maior parte do tempo 5. Todo o tempo

61. Alguém com quem partilhar as suas preocupações e medos mais íntimos

1. Em nenhum momento 2. Um pouco do tempo 3. Em parte do tempo
4. A maior parte do tempo 5. Todo o tempo

62. Alguém a quem recorrer para obter sugestões sobre como lidar com um problema pessoal

1. Em nenhum momento 2. Um pouco do tempo 3. Em parte do tempo
4. A maior parte do tempo 5. Todo o tempo

63. Alguém que compreenda os seus problemas

1. Em nenhum momento 2. Um pouco do tempo 3. Em parte do tempo
4. A maior parte do tempo 5. Todo o tempo

B. Apoio material (4 itens):

64. Alguém que o ajude se estiver de cama

1. Em nenhum momento 2. Um pouco do tempo 3. Em parte do tempo
4. A maior parte do tempo 5. Todo o tempo

65. Alguém que o leve ao médico se precisar

1. Em nenhum momento 2. Um pouco do tempo 3. Em parte do tempo
4. A maior parte do tempo 5. Todo o tempo

66. Alguém que prepare as suas refeições se não o puder fazer sozinho

1. Em nenhum momento 2. Um pouco do tempo 3. Em parte do tempo
4. A maior parte do tempo 5. Todo o tempo

67. Alguém para o ajudar nas tarefas diárias se estiver doente

1. Em nenhum momento 2. Um pouco do tempo 3. Em parte do tempo
4. A maior parte do tempo 5. Todo o tempo

C. Apoio afetuoso (3 itens):

68. Alguém que lhe demonstre amor e afeto

1. Em nenhum momento 2. Um pouco do tempo 3. Em parte do tempo
4. A maior parte do tempo 5. Todo o tempo

69. Alguém que o ame e o faça sentir-se desejado

1. Em nenhum momento 2. Um pouco do tempo 3. Em parte do tempo
4. A maior parte do tempo 5. Todo o tempo

70. Alguém que te abraça

1. Em nenhum momento 2. Um pouco do tempo 3. Em parte do tempo
4. A maior parte do tempo 5. Todo o tempo

D. Interação social positiva (3 itens):

71. Alguém com quem passar um bom bocado

1. Em nenhum momento 2. Um pouco do tempo 3. Em parte do tempo
4. A maior parte do tempo 5. Todo o tempo

72. Alguém com quem se encontrar para relaxar

1. Em nenhum momento 2. Um pouco do tempo 3. Em parte do tempo
4. A maior parte do tempo 5. Todo o tempo

73. Alguém com quem fazer algo agradável

1. Em nenhum momento 2. Um pouco do tempo 3. Em parte do tempo
4. A maior parte do tempo 5. Todo o tempo

E. Item adicional:

74. Alguém com quem fazer coisas que o ajudem a distrair-se

1. Em nenhum momento 2. Um pouco do tempo 3. Em parte do tempo
4. A maior parte do tempo 5. Todo o tempo

Parte IV. Depressão

Escala de Depressão do Centro de Estudos Epidemiológicos (escala CES-D) (Locke BZ, Putnam P).

Esta é a lista das formas como se pode ter sentido ou comportado. Por favor, diga-me com que frequência se sentiu assim durante a última semana

75. Incomodavam-me coisas que normalmente não me incomodam.

1. Raramente ou nunca (menos de 1 dia)
2. Algum ou pouco tempo (1-2 dias)
3. Ocasionalmente ou durante um período de tempo moderado (3-4 dias)
4. A maior parte ou todo o tempo (5-7 dias)

76. Não me apetecia comer; o meu apetite era fraco.

1. Raramente ou nunca (menos de 1 dia)
2. Algum ou pouco tempo (1-2 dias)
3. Ocasionalmente ou durante um período de tempo moderado (3-4 dias)
4. A maior parte ou todo o tempo (5-7 dias)

77. Sentia que não conseguia livrar-me da tristeza, mesmo com a ajuda da minha família ou dos meus amigos.

1. Raramente ou nunca (menos de 1 dia)
2. Algum ou pouco tempo (1-2 dias)
3. Ocasionalmente ou durante um período de tempo moderado (3-4 dias)
4. A maior parte ou todo o tempo (5-7 dias)

78. Tinha dificuldade em concentrar-me no que estava a fazer.

1. Raramente ou nunca (menos de 1 dia)
2. Algum ou pouco tempo (1-2 dias)
3. Ocasionalmente ou durante um período de tempo moderado (3-4 dias)
4. A maior parte ou todo o tempo (5-7 dias)

79. Senti-me deprimido.

1. Raramente ou nunca (menos de 1 dia)
2. Algum ou pouco tempo (1-2 dias)
3. Ocasionalmente ou durante um período de tempo moderado (3-4 dias)
4. A maior parte ou todo o tempo (5-7 dias)

80. Sentia que tudo o que fazia era um esforço.

1. Raramente ou nunca (menos de 1 dia)
2. Algum ou pouco tempo (1-2 dias)
3. Ocasionalmente ou durante um período de tempo moderado (3-4 dias)
4. A maior parte ou todo o tempo (5-7 dias)

81. Sentia-me esperançado em relação ao futuro.

1. Raramente ou nunca (menos de 1 dia)
2. Algum ou pouco tempo (1-2 dias)
3. Ocasionalmente ou durante um período de tempo moderado (3-4 dias)
4. A maior parte ou todo o tempo (5-7 dias)

82. Pensei que a minha vida tinha sido um fracasso.

1. Raramente ou nunca (menos de 1 dia)
2. Algum ou pouco tempo (1-2 dias)
3. Ocasionalmente ou durante um período de tempo moderado (3-4 dias)
4. A maior parte ou todo o tempo (5-7 dias)

83. Senti medo.

1. Raramente ou nunca (menos de 1 dia)

2. Algum ou pouco tempo (1-2 dias)
3. Ocasionalmente ou durante um período de tempo moderado (3-4 dias)
4. A maior parte ou todo o tempo (5-7 dias)

84. O meu sono era agitado.

1. Raramente ou nunca (menos de 1 dia)
2. Algum ou pouco tempo (1-2 dias)
3. Ocasionalmente ou durante um período de tempo moderado (3-4 dias)
4. A maior parte ou todo o tempo (5-7 dias)

85. Eu estava feliz.

1. Raramente ou nunca (menos de 1 dia)
2. Algum ou pouco tempo (1-2 dias)
3. Ocasionalmente ou durante um período de tempo moderado (3-4 dias)
4. A maior parte ou todo o tempo (5-7 dias)

86. Falei menos do que o habitual.

1. Raramente ou nunca (menos de 1 dia)
2. Algumas ou poucas vezes (1-2 dias)
3. Ocasionalmente ou durante um período de tempo moderado (3-4 dias)
4. A maior parte ou todo o tempo (5-7 dias)

87. Senti-me só.

1. Raramente ou nunca (menos de 1 dia)
2. Algum ou pouco tempo (1-2 dias)
3. Ocasionalmente ou durante um período de tempo moderado (3-4 dias)
4. A maior parte ou todo o tempo (5-7 dias)

88. As pessoas eram antipáticas.

1. Raramente ou nunca (menos de 1 dia)
2. Algum ou pouco tempo (1-2 dias)
3. Ocasionalmente ou durante um período de tempo moderado (3-4 dias)
4. A maior parte ou todo o tempo (5-7 dias)

89. Gostei da vida.

1. Raramente ou nunca (menos de 1 dia)
2. Algum ou pouco tempo (1-2 dias)
3. Ocasionalmente ou durante um período de tempo moderado (3-4 dias)
4. A maior parte ou todo o tempo (5-7 dias)

90. Tinha crises de choro.

1. Raramente ou nunca (menos de 1 dia)
2. Algum ou pouco tempo (1-2 dias)
3. Ocasionalmente ou durante um período de tempo moderado (3-4 dias)
4. A maior parte ou todo o tempo (5-7 dias)

91. Senti-me triste.

1. Raramente ou nunca (menos de 1 dia)
2. Algum ou pouco tempo (1-2 dias)
3. Ocasionalmente ou durante um período de tempo moderado (3-4 dias)
4. A maior parte ou todo o tempo (5-7 dias)

92. Sentia que as pessoas não gostavam de mim.

1. Raramente ou nunca (menos de 1 dia)
2. Algumas ou poucas vezes (1-2 dias)
3. Ocasionalmente ou durante um período de tempo moderado (3-4 dias)
4. A maior parte ou todo o tempo (5-7 dias)

93. Não conseguia "andar".

1. Raramente ou nunca (menos de 1 dia)
2. Algum ou pouco tempo (1-2 dias)
3. Ocasionalmente ou durante um período de tempo moderado (3-4 dias)
4. A maior parte ou todo o tempo (5-7 dias)

Muito obrigado pela vossa colaboração.

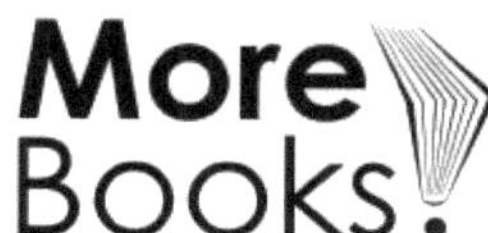

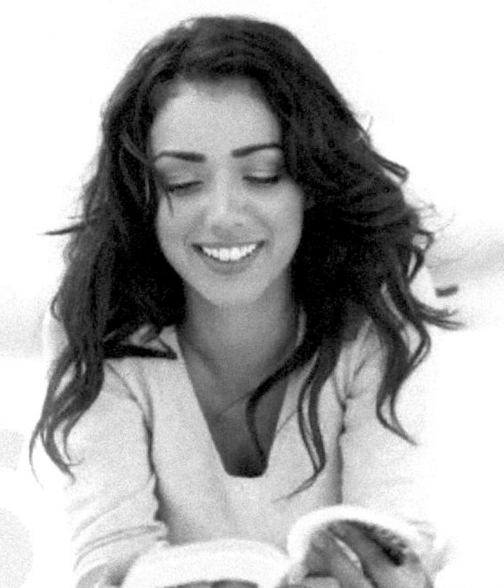

yes

I want morebooks!

Buy your books fast and straightforward online - at one of world's fastest growing online book stores! Environmentally sound due to Print-on-Demand technologies.

Buy your books online at
www.morebooks.shop

Compre os seus livros mais rápido e diretamente na internet, em uma das livrarias on-line com o maior crescimento no mundo! Produção que protege o meio ambiente através das tecnologias de impressão sob demanda.

Compre os seus livros on-line em
www.morebooks.shop

info@omniscriptum.com
www.omniscriptum.com

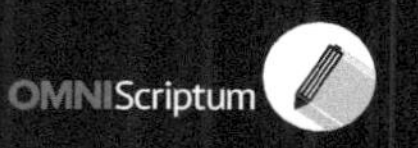

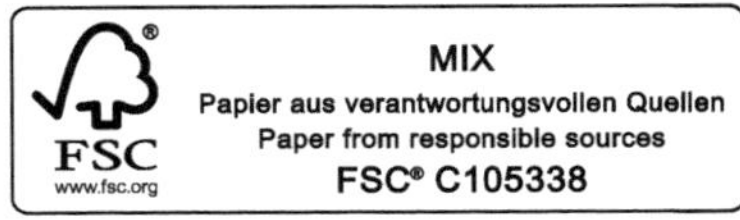

Printed by Books on Demand GmbH, Norderstedt / Germany